答"肺"所问

主编 李超红

上海科学技术出版社

图书在版编目（CIP）数据

答"肺"所问 / 李超红主编. -- 上海：上海科学技术出版社，2024.11. -- ISBN 978-7-5478-6867-6

Ⅰ. R734.2-49

中国国家版本馆CIP数据核字第2024CE3963号

答"肺"所问

主编 李超红

上海世纪出版(集团)有限公司
上海科学技术出版社 出版、发行
(上海市闵行区号景路159弄A座9F-10F)
邮政编码201101　　www.sstp.cn
上海展强印刷有限公司印刷
开本 787×1092　1/16　印张 14.25
字数 194千字
2024年11月第1版　2024年11月第1次印刷
ISBN 978-7-5478-6867-6/R·3129
定价：56.00元

本书如有缺页、错装或坏损等严重质量问题，请向印刷厂联系调换 电话：021-66366565

（本书封面、内文部分图片由图虫创意提供）

编写人员

◆ **名誉主编** 赵丹丹

◆ **主　审** 吴锦华

◆ **科学顾问** 韩宝惠

◆ **主　编** 李超红

◆ **副主编** 姚　君　汪　澜　沈群芳　张岩巍　沈　岚
　　　　　袁骏毅

◆ **编　委** 王韡旻　邓　天　冯　竞　冯　雯　任　华
（按姓氏笔画排序）
　　　　　刘　君　刘海瑾　严　卉　杜丽丽　李琼珍
　　　　　张　海　张正敏　陈长强　周文勇　周亚宁
　　　　　赵继开　俞晓艳　姜　龙　郭璐璐　黄璐婷
　　　　　韩胜昔　舒大维

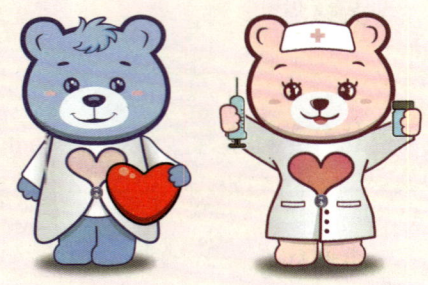

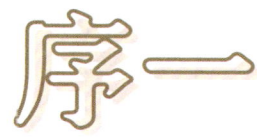

序一

党中央、国务院高度重视健康素养促进工作。近年来，我国大力实施健康中国战略，出台一系列政策举措，开展健康知识普及行动，取得明显成效。今年6月，国家卫生健康委等联合发布《全民健康素养提升三年行动方案（2024—2027年）》，明确"健康科普"四大目标：更优质的科普产品，更优化的传播发布，更壮大的医务科普队伍，以及更广泛的社会参与动员。

肺癌是我国发病率、死亡率都位居第一的恶性肿瘤，严重威胁国民健康。如何提升老百姓对肺癌的认知水平和科普素养，对健康中国建设、对实现人的全面发展都具有深远意义。国家卫健委明确提出，医疗卫生机构在健康科普工作中是主阵地，医务人员是主力军。医务人员在从事科普工作时，必须在自身医学知识的基础上，进行语言"翻译"和内容"转化"，把复杂、深奥、专业的医学知识转化为通俗、易懂、有用的科普内容。

《答"肺"所问》一书的编撰出版，就是一次有效且精彩的探索。首先是权威性。肺癌的知识体系庞大，非一人能力所能及。本书的撰稿者来自胸科医院胸部肿瘤学科群，是长期从事肺癌诊疗的临床一线医务人员，专业知识全面且系统，保证了本书内容的科学、权威。第二是通俗性。本书以100个实用问题为切入点，一问一答，以点带面，剔除了艰涩难懂的专业表达，用老百姓听得懂的文字来讲述、解析。第三是系统性。本书以肺癌的全流程管理为核心，涵盖肺癌的发生、预防、检查、诊断、治疗、康复、随访等全流程。无论是肺癌患者、患者家属，还是潜在的高危人群，抑或是普通民众，都可以从本书中获得深入浅出的肺癌防治知识。

健康是永恒的主题，也是人们永恒的追求！健康科普是健康中国、健康上海建设的重要组成部分，也和每一位民众的幸福生活密切相关。希望像《答"肺"所问》这样的优秀科普作品，能够获得更为广泛的关注，为持续加强民众公共健康意识、不断提升全民健康素养水平发挥更积极的作用。

上海申康医院发展中心党委书记　赵丹丹

2024 年 10 月

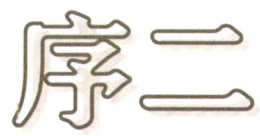

当今是个信息爆炸的时代,各种有关肿瘤诊断、治疗及新技术的信息浩如烟海,如何从中提取有价值及准确规范的信息是件非常不容易的事情。即使是医务人员,如果不是肺部肿瘤专业,也会犹如雾里看花陷入迷茫之中!

我和肺癌打交道超过40年,每每看门诊时,经常会遇到因为不了解肺癌科学知识而错失治疗良机或走入诊疗误区的患者。此时,就会感叹肺癌专病科普知识的传播和普及是多么重要!因此,当我听闻肺癌专病科普书《答"肺"所问》出版时,由衷感到欣喜。

肺癌是我国发病率和死亡率都位居"恶性肿瘤榜"第一的恶性肿瘤,这种情况已经存在多年,并仍处于发病逐年递增的阶段。因此,我国有着非常庞大的肺癌患者人群和潜在人群。令人振奋的是,近20来肺癌的诊疗技术和治疗方法突飞猛进。我们所倡导的:通过高危人群筛查使早期肺癌可治愈。通过精准诊断把晚期肺癌变成"慢性病"这一目标在逐步实现!可以说无论是外科手术技术,如机器人手术、腔镜微创手术的兴起,还是内科的化疗、靶向治疗、免疫治疗等各类药物的发明和改进,或是呼吸内镜技术、放疗技术的更新迭代,都为肺癌患者的长期生存带来了前所未有的光明前景。但另一方面,公众对于肺癌的正确认知水平、科学知识及新技术了解程度与日新月异的医疗技术发展并不同步。这种不同步,不仅仅影响了疾病的治疗,也增加了医患之间的沟通成本。因此,肺癌相关的健康理念的传播和科学知识的普及,变得尤为重要。如何运用通俗、易懂、科学的科普作品,让公众及时、快捷地获得正确的肺癌知识,成为了当代心胸专业医务人员亟需思考的问题。

2018年,在李超红书记的带领下,和呼吸内科韩宝惠教授团队一起开启了"肺癌早筛及防治一体化"医联体建设。在大力推进肺癌早筛工作的同时，更有效推进了社区居民和家庭医生对肺癌疾病的正确认知，为之后的科普开展打下了坚实的基础。其后，随着国家和公众对健康科普工作的日益重视，她带领团队发起了全市性专病科普项目——肺癌专病科普。从科普文章、短视频摄制、科普活动和科普传播等多角度切入，打造全人群覆盖、全流程普及、全媒体传播的新型精准科普模式，此次《答"肺"所问》科普书籍的出版就是其中的一项工作。

纵观全书，兼具系统性、科学性、时效性等特点。从肺的基础原理开始，将肺癌的发生、筛查、诊断、治疗、康复、随访的健康知识串联起来，系统性地进行科普传播，知识成体系，且逐步深入。除了大家耳熟能详的一些热点知识，如"肺结节"等有了详尽解读；还对一些不经常提及的"疼痛""心理"等方面知识，做了正确科学普及，让读者对肺癌有了全景式的认知。此书的撰稿人员来自临床医技科室和多位医生，具有科学性、权威性，紧跟临床诊疗实际，兼具了科学知识的时效性。另一方面，语言通俗朴实，风格简洁精炼，阅读时毫无冗长艰涩之感。相信在深入阅读后，读者对此会有更深刻的印象。

志合越山海，聚力共前行。相信《答"肺"所问》一书的出版和传播，定能激励更多患者和医者携手打赢肺癌防治的"攻坚战"。

上海市胸科医院呼吸与危重症医学科学术带头人　韩宝惠

2024 年 10 月

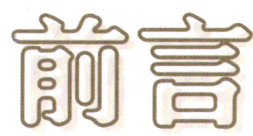

肺癌常年位居我国恶性肿瘤发病率、死亡率之首，严重危害国民生命健康。随着人口老龄化加剧、工业化和城镇化进程不断加快，以及不良生活方式、环境恶化等危险因素增多，肺癌发病率居高不下，防治形势非常严峻。因此，提升老百姓对肺癌的认知水平和科普素养至关重要。

习近平总书记强调"科技创新、科学普及是实现创新发展的两翼，要把科学普及放在与科技创新同等重要的位置。"中华人民共和国国家卫生健康委员会于2022年明确要求，医疗卫生机构是健康科普工作的主要阵地，医务人员是主力军。作为我国第一家以诊治心胸疾病为主的专科医院，做好肺癌健康理念的传播和科学知识的普及，让公众及时、快捷地获得正确的肺癌知识，义不容辞。

为了帮助公众更好地了解肺癌，提高对肺癌的疾病认知水平，提升"早发现、早诊断、早治疗"综合水平，夯实肺癌"三级预防"健康屏障，我们在2023年发起上海市首个专病科普项目——肺癌专病科普。该项目包含科普调研、原创产出、科普传播、行为改变等多方面内容，肺癌科普图书的编撰也是其中之一。

经过前期精心细致的筹备，汇聚众智，历时近一年，我们编撰推出《答"肺"所问》一书。本书采用图文并茂的形式，结合大众对肺癌知识的实际需求，深入浅出地介绍有关肺癌最实用的防治知识，生动地诠释了晦涩难懂的医学术语，便于广大读者理解和掌握。本书篇目聚焦大众最关心的肺癌问题，按照认知、诊断、治疗、康复四个篇章进行整理。从肺的工作原理到肺癌的高危因素，从早筛的最佳方法到治疗的不同手段，从术后照护到运动训练，从心理疏导到随访管理，涵盖了肺癌疾病防治全过程，解答公众和患者对肺癌不同阶段的防治疑问，为公众克服对肺癌的恐惧与无助提供科学助力。

  我们或许无法控制疾病的发生，但至少可以随时关注自身健康，多一份了解，就多一份从容。科学肺癌防治，从你我做起。

李超红

2024 年 10 月

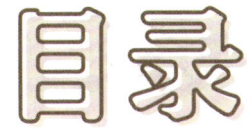

认知篇

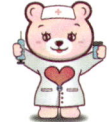

1. 认识人体的气体交换"工厂" /2
2. 肺是如何工作的 /4
3. 呼吸系统常发生哪些疾病 /6
4. 肺有没有病，看痰可以知道吗 /8
5. 出现这些症状，肺可能病了 /10
6. 肺癌，我国恶性肿瘤"第一杀手" /12
7. 肺癌的高危人群有哪些 /14
8. 年轻不再是肺癌的"无人区" /16
9. 吸烟，肺癌的"头号元凶" /18
10. 二手烟的危害比想象的大 /20
11. 三手烟，肺癌发生"隐蔽的角落" /22
12. 防范肺肿瘤，这些职业要当心 /24
13. "雾"必当心，$PM_{2.5}$ 可增加肺癌发生风险 /26
14. 肺病高发，不可忽视厨房油烟 /28
15. 警惕肿瘤家族史 /30
16. 肺结节离肺癌有多"远" /32
17. 体检发现肺结节，莫惊慌 /34
18. 长了肺结节，为何毫无感觉 /37
19. 肺结节就是肺癌？不 /38
20. 原位癌是癌吗 /40
21. 什么是"五年生存期" /42

诊断篇

22. 咳嗽不停，要不要"拍片" /46
23. 走近肺功能检查 /48
24. 肺癌早期筛查，有哪些益处 /50
25. 何为肺癌筛查的最佳方案 /52
26. 哪些人应筛查肺癌 /54
27. 低剂量螺旋CT，肺癌早期筛查的"好伙伴" /56
28. 低剂量螺旋CT与普通CT，怎么选 /59
29. 增强CT"看"肺结节更清楚吗 /61
30. 读懂胸部CT检查报告 /63
31. 一次查全身，认识PET-CT /66
32. PET-CT是肺癌患者的"标配"吗 /69
33. 肿瘤早期筛查，可以做PET-CT吗 /71
34. PET-CT的辐射有多大 /72
35. 肿瘤标志物异常，一定患癌了吗 /74
36. 穿刺活检该何时"上场" /76
37. 经皮肺穿刺活检与支气管镜活检，怎么选 /78
38. 什么是基因检测 /80
39. 为什么说基因检测是治疗的"钥匙" /83
40. 哪些患者要进行基因检测 /85
41. 读懂基因检测报告 /87
42. 骨扫描：骨骼疾病的"侦探" /89
43. "骨扫描"与"骨转移"密不可分 /92

治疗篇

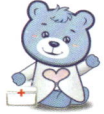

44. 五花八门的"肺切除"手术 /96
45. 肺癌的微创治疗 /98
46. 机器人手术,助力肺癌治疗 /100
47. 胸腔镜与机器人手术,怎么选 /102
48. 肺结节越长越大,必须立即手术治疗吗 /104
49. 手术切了肺,会影响呼吸吗 /106
50. 何为淋巴结清扫 /108
51. 快速康复,不仅图"快" /110
52. 患者值得拥有的"手术锦囊" /112
53. 解答肺结节手术后的5点疑问 /114
54. 消融治疗,"冻死"或"烫死"肿瘤 /116
55. 经皮消融与经支气管镜消融,怎么选 /118
56. 药物治疗,能实现与肺癌"和平共处"吗 /120
57. 耐药:肺癌治疗的"拦路虎" /122
58. 解开化疗的"谜团" /124
59. 别把化疗"妖魔化" /127
60. 化疗期间,牢记6要点 /129
61. 为什么化疗越做越"难捱" /131
62. 化疗后,警惕骨髓抑制 /133
63. 靶向治疗,让癌细胞"无处遁形" /135
64. 靶向治疗前,基因检测"先行" /136
65. 服用靶向药物必知 /138
66. 免疫治疗那些事 /140
67. 免疫治疗前,为什么要做基因检测 /142

68. 何为"多联用药" /144
69. 不必对放疗"敬而远之" /146
70. 放疗，消灭肺癌"大有可为" /149
71. 哪些肺癌患者适合放疗 /151
72. "疗"如指掌行放疗 /153
73. 放疗前后，值得关注的几点注意 /155
74. 放疗＋免疫治疗，晚期肺癌的"曙光" /157
75. 认识新辅助治疗 /158
76. 新辅助治疗"显身手" /160
77. 肺癌防"栓"，刻不容缓 /161
78. 中西医结合疗效好 /163
79. 中医药如何治肺癌 /165
80. 煎中药，并非"中药加水煮"那么简单 /167

康复篇

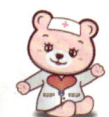

81. 出院后，牢记6件事 /172
82. 肺癌术后"三要事" /174
83. 术后照护，不再"无从下手" /176
84. 伤口护理3件事 /178
85. 管理疼痛，促进康复 /180
86. 坦然面对术后不适 /182
87. 肺癌术后吃些啥 /184
88. 要对"发物"忌口吗 /187

89. 化疗期间的饮食宜忌 /188
90. 放疗期间的饮食宜忌 /190
91. 靶向治疗期间是否需要忌口 /192
92. 如何应对"坏情绪" /194
93. 面对患者的"低气压",家属何去何从 /196
94. 术后运动,讲究循序渐进 /198
95. 术后,肺功能训练不可少 /200
96. 药物治疗期间,还能运动吗 /203
97. 随访不"随便" /205
98. 患了肺结节,随访"访"些啥 /207
99. 手术后随访,"访"些啥 /209
100. 不同药物治疗期间,随访有何不同 /210

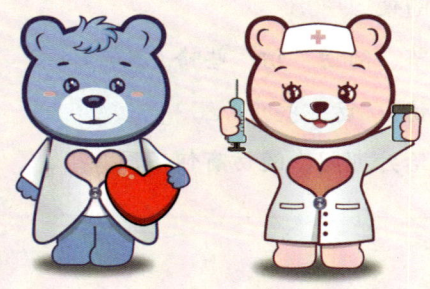

一 认知篇 一

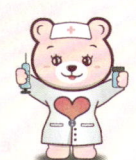
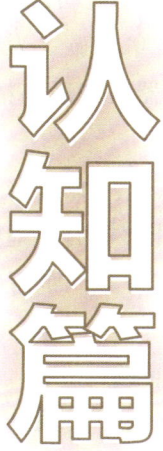
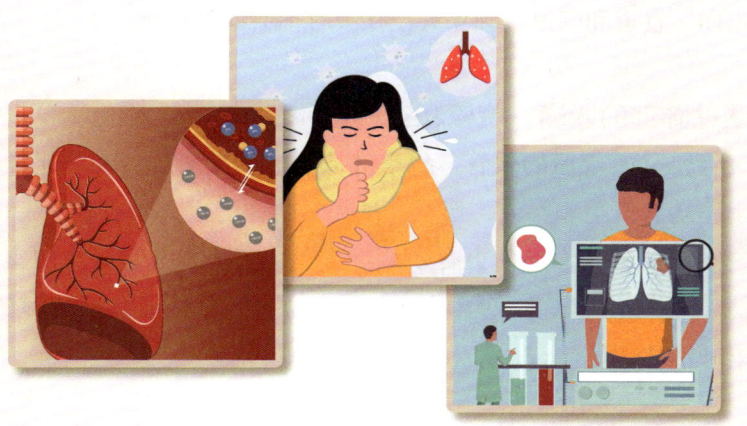

 认识人体的气体交换"工厂"

呼吸，是维持生命活动的重要运动，肺又被称为人体的气体交换"工厂"。人通过吸入氧气、排出二氧化碳，为身体提供必需的氧气，并清除代谢产物。这一过程需要多个器官和系统精密协同"工作"，为身体正常功能发挥提供不可或缺的支持。

呼吸系统包括鼻、咽、喉、气管、支气管和肺等组成，这些器官"通力合作"，使空气进入体内后能够被有效地处理和利用。接下来，让我们一起走近被称为人体气体交换"工厂"的呼吸系统。

空气的第一站：鼻腔和咽喉

鼻腔是呼吸系统的"大门"，不仅有助于过滤空气中的杂质，还能够加湿和温暖空气，使其更适合进入肺。

咽喉连接着鼻腔和气管，是呼吸道的交叉点。在这里，食物和空气分别"走向"食道和气道，确保人在呼吸时不会误吸食物。

通往肺部的管道：气管和支气管

气管是一条弯曲的软管，将空气从咽喉引导至肺。为防止异物进入，气管上覆盖有纤毛和黏液，形成一种天然的"清道夫"机制——将粉尘和微生物从呼吸道排出。为更有效地进行气体交换，气管分为两支支气管，分别进入两侧肺叶，支气管再分为更小的支气管，最终到达肺的终末单位——肺泡。

氧气与二氧化碳的交换场所：肺泡

肺是呼吸系统的主要器官，由左、右两个肺组成，而肺泡是基本功能单元，是气体交换的场所。在肺泡中，氧气通过呼吸膜进入血液，二氧化碳则从血液回到肺泡，准备被呼出体外，这一过程称为气体交换，是获得氧气和排出二氧化碳的关键步骤。

呼吸的动力源：呼吸肌

人体呼吸过程受到呼吸肌的控制，主要包括膈肌和肋间肌。膈肌是位于胸腔和腹腔间的肌肉，膈肌收缩时，胸腔变大，空气被吸入肺部；肋间肌通过扩大或缩小胸腔的体积来调控呼吸。不同呼吸肌协同"工作"，使呼吸运动有序而高效。

大脑的指挥中心：呼吸调控中枢

呼吸运动受大脑调控，主要通过位于脑干的呼吸中枢来实现。呼吸中枢感知体内的氧气和二氧化碳水平，并根据需要调整呼吸频率和深度。这种自动调节能力确保了身体在不同运动水平下都能够获得足够的氧气。

划重点： 呼吸系统是人体的一项精密工程，在维持生命过程中扮演着至关重要的角色，通过多个器官和系统协同作用，确保了氧气的供应和二氧化碳的排出。了解呼吸系统的工作原理，有助于我们更好地探索复杂的人体，同时也使我们对保护呼吸系统健康的重要性有了更深刻的认识。

★ **特别提醒** → 让我们一起维护呼吸系统健康，保持健康体魄。

（呼吸与危重症医学科　张岩巍）

2　肺是如何工作的

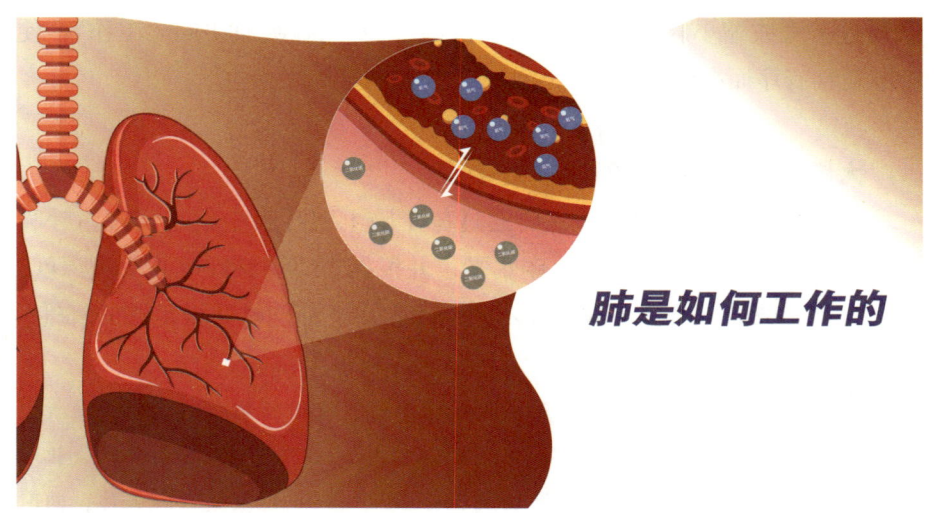

肺是如何工作的

　　肺是人体呼吸系统中的重要器官，不仅向体内的各个组织和细胞提供氧气，还有助于维持酸碱平衡。那么，肺究竟是如何工作的呢？

肺的结构

　　肺位于胸腔内，由左、右两个肺组成的，左肺包含两个肺叶，右肺包含三个肺叶。每个肺叶都包裹在薄而柔软的肺膜中，与胸腔壁间形成了名为胸腔的空间。这种结构使肺能够在呼吸过程中自由地舒张和收缩。肺组织中最小的单位称为肺泡，由许多小囊泡组成。这些微小的结构是气体交换的主要场所，负责将氧气输送进血液中，同时排出血液中的二氧化碳。

呼吸的过程

　　呼吸过程分为吸气和呼气两个阶段。吸气时，胸腔扩大，肺泡内部的气体压力降低，使空气能通过鼻腔或口腔、咽喉、气管进入肺。氧气随即从呼吸道到达肺泡，通过肺泡壁进入周围的毛细血管，再经肺泡壁和毛细血管薄膜进入血液,而二氧化碳则将从血液中渗透入肺泡。氧气与二氧化碳的交换是通过"扩散"(利用气体在不同浓度间自发移动的特点)完成的。呼气时,胸腔缩小,肺泡内的气体压力上升,迫使空气从肺泡经呼吸道排出体外,并将二氧化碳从血液中带出,完成了呼吸的循环。

气体运输的过程

通过呼吸,氧气被吸入肺泡,与血液中的血红蛋白结合,形成氧合血红蛋白。氧合血红蛋白被输送到全身各组织,释放氧气,促进细胞新陈代谢。同时,组织中产生的二氧化碳随血液回到肺部,通过呼吸运动排出体外。

影响呼吸的因素

❶ 呼吸中枢

呼吸中枢位于脑干的延髓和脑桥中,负责调控呼吸的频率和深度。它密切监测着血液中氧气和二氧化碳的水平,以保持体内酸碱平衡。

❷ 神经系统

自主神经系统通过交感神经和副交感神经对呼吸过程进行调控。交感神经负责使呼吸加速,副交感神经负责使呼吸减缓。

❸ 肌肉协调

呼吸运动需要多种肌肉协同工作,其中包括膈肌、肋间肌和腹肌。这些肌肉的协调运动使胸腔能有效地舒张和收缩,完成呼吸过程。

> **划重点:** 肺的工作是复杂而精密的,通过气体交换和气体运输,确保身体各个部分都能获得足够的氧气,同时排出组织新陈代谢产生的二氧化碳。呼吸系统的协调工作对维持生命正常运行至关重要,我们应关注呼吸健康,通过良好生活习惯和定期锻炼维持肺功能良好状态。

(呼吸与危重症医学科 张岩巍)

3 呼吸系统常发生哪些疾病

在各种因素影响下，肺容易受不同疾病侵袭。了解常见肺部疾病的知识，对正确防治肺部疾病、保持健康有重要意义。

感冒和流感
感冒和流感是最常见的呼吸道疾病之一，主要是由病毒感染引起。
- **常见表现**：咳嗽、打喷嚏、鼻塞、发热等。
- **传播途径**：通过飞沫传播。
- **预防措施**：保持良好的个人卫生习惯，如勤洗手、戴口罩等适时适当接种疫苗。

支气管炎
指发生于支气管黏膜的炎症，有急性和慢性之分。
- **常见表现**：咳嗽、咽喉痛、胸闷等。
- **常见病因**：吸烟、空气污染、感染等。
- **预防措施**：戒烟，保持良好的生活习惯，避免在空气污染处长时间停留等。

肺部感染
可由细菌、病毒、真菌、结核分枝杆菌等引起。
- **常见表现**：高热、咳嗽、呼吸急促等。老年人、儿童和免疫力低的人群更易感。
- **预防措施**：接种肺炎球菌或流感疫苗，保持室内通风，避免接触肺部感染患者等。

间质性肺炎
一种涉及肺间质的慢性炎症。

- **常见表现**：气促、干咳、胸痛等。
- **常见病因**：可能由吸入有害颗粒、病毒感染或自身免疫疾病引起。
- **预防措施**：避免吸入有害物质，必要时定期检查以及早发现间质性肺炎。

慢性阻塞性肺疾病（COPD）

一组慢性呼吸系统疾病的总称，包括慢性支气管炎和肺气肿。
- **常见表现**：气促、咳嗽、咯痰等。
- **常见病因**：吸烟。
- **预防措施**：戒烟。

肺癌

发生于肺部的恶性肿瘤，是最严重的肺部疾病之一。
- **常见表现**：没有特异性症状，筛查是发现早期肺癌的有效方法。
- **常见病因**：通常认为与长期吸烟有关，其他可能导致肺癌发生的危险因素包括被动吸烟、空气污染、职业暴露、家族史等。
- **预防措施**：早期筛查和早期治疗对提高肺癌的治愈率至关重要。

> **划重点**：肺病对人体健康造成了严重威胁，预防肺病的关键在于保持良好的生活习惯，坚持健康饮食，远离有害环境，定期体检，若有不适及时就医并接受规范治疗，等等。

★ **特别提醒** → 通过更深入了解、预防和管理肺病，可使呼吸系统保持良好状态，拥有更健康的生活。

（呼吸与危重症医学科　张岩巍）

答"肺"所问

④ 肺有没有病，看痰可以知道吗

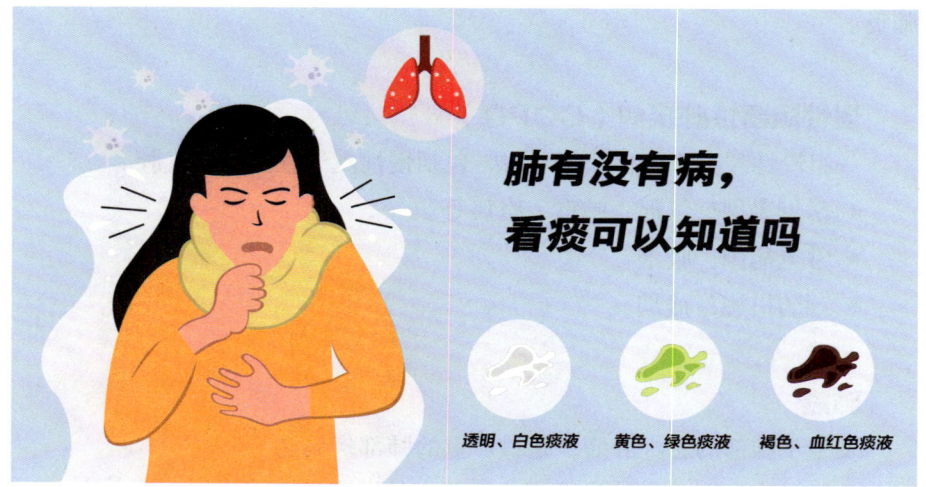

在日常生活中，大家不太会留意自己的痰液性状，更不会联想到它与肺部健康间的密切关系。其实，通过仔细分析痰液的颜色、黏度、气味等特征，可以为患者和医生提供一些判断肺部健康状况的线索。

肺部健康与痰的关系

生活中，人体暴露于各种各样的环境和物质中，有些有害物质可能引起肺部炎症或其他潜在的健康问题。当肺部受到刺激或感染时，机体会产生痰液。痰液的主要作用是清除呼吸道的异物、细菌和病毒等。因此，痰液的性质与肺部健康密切相关。正常情况下，健康的痰液通常是透明的，黏性较低。当肺部出现健康问题时，痰液的颜色、黏性和气味等特征均可能发生变化，有助于对潜在的肺部疾病进行初步判断。

解读痰液的不同颜色

观察痰液的颜色是分析肺部健康的重要指标之一。
● **透明或白色痰液**：正常情况下，痰液通常是透明或白色的，可能表明呼吸道处于正常状态，没有发生明显的感染或炎症。

● **黄色或绿色痰液**：通常由细菌感染引起，可能是肺炎或其他呼吸道感染的迹象。

● **褐色或血红色痰液**：可能存在血迹，与肺出血或其他严重的肺部疾病有关。

解读痰液的不同气味

痰液的气味虽然难以量化，但也是评估肺部健康的重要因素之一。异味可能是细菌感染或其他病理改变的迹象。

● **恶臭的痰液**：可能提示细菌感染，尤其是脓液较多的情况下，为肺脓肿或其他感染的征兆。

● **酸臭味或刺激性气味**：可能与慢性阻塞性肺疾病等有关，通常由细菌分解蛋白质产生。

无论是发生痰液"变色"还是"变味"，患者都需要及时就医明确诊断，并进行相应治疗。

痰液检查的不足之处

尽管痰液分析为早期发现潜在的肺部问题提供了一种简便而非侵入性的方法，但它并非唯一的手段，也有一些不足。例如：一些轻微的肺部问题可能不会导致痰液发生显著变化。因此，仅通过痰液来判断肺部健康可能存在一定的局限性，大家常需要接受其他检查手段，如胸部CT、实验室检查等。

划重点： 通过对痰液的仔细观察和分析，可以获取有关肺部健康的重要信息。然而，痰液分析并非唯一诊断手段。要想全面了解肺部健康状况，或需结合其他检查结果。

★ **特别提醒** → 保持对身体健康的关注，养成良好的生活习惯，定期进行健康检查，保持良好的肺部功能与状态。

（呼吸与危重症医学科　张岩巍）

5 出现这些症状，肺可能病了

肺部易受到各种疾病的影响，并出现相应的肺部症状。当出现以下症状时，可能表明你的肺部出现了问题，需要及时关注。

肺病的常见症状有哪些

❶ 持续性咳嗽

长时间持续咳嗽可能是肺部疾病的重要症状，咳嗽可能伴有痰或无痰，持续时间长短不一。

❷ 呼吸困难

感觉无法完全吸气或呼气，或在轻微活动时感到气促，都可能表明肺功能受损。

❸ 胸痛

胸部不适或疼痛可能是肺部疾病的"信号"，疼痛可能是持续的刺痛，也可能在呼吸时出现。

❹ 咯血

咯血可能是肺部严重问题的迹象，需要立即就医。

❺ 气喘

呼吸时出现哮鸣音、呼吸急促等症状，可能是哮喘或其他肺部问题的表现。

❻ 发热

持续发热可能是感染的表现，如肺部感染等。

❼ 指尖或嘴唇发绀

可能为缺氧的迹象，需要紧急治疗。

❽ 体重减轻

不明原因的体重减轻可能是慢性肺部疾病的重要迹象之一，如肺部肿瘤等，需要引起重视并密切关注。

出现以上症状，尤其是多个症状同时出现或持续时间较长时，患者应立即就医，避免疾病进一步恶化。

常见的肺病有哪些

肺部疾病众多，常见的有肺炎、肺结核、慢性阻塞性肺疾病（老慢支、肺气肿）、哮喘和肺癌等。肺病的发生可能与遗传、环境、生活方式等多种因素有关。吸烟是导致肺癌、慢阻肺等疾病的主要因素之一，戒烟对肺部健康至关重要。此外，长期暴露在污染环境中或者长期接触有毒物质，也会增加肺部疾病的发生风险。

对于哮喘、慢阻肺等慢性肺部疾病而言，及时治疗，做好自我管理，认真根据医生指导进行用药或治疗非常重要。

肺部疾病的预防措施包括保持健康的生活方式，避免吸烟和暴露在有毒环境中，定期体检并及时就医，接种肺炎球菌疫苗和流感疫苗等。此外，定期锻炼和营养均衡有助于增强免疫力，降低患肺部疾病的风险。

划重点： 肺部疾病对健康的影响不可忽视。通过及早发现症状并采取适当的防治措施，可以最大限度地减少疾病对生活质量的影响，并保护肺部健康。

★ **特别提醒** → 让我们关注肺部疾病相关症状，早发现、早干预，共同维护肺部健康！

（呼吸与危重症医学科　张岩巍）

6 肺癌，我国恶性肿瘤"第一杀手"

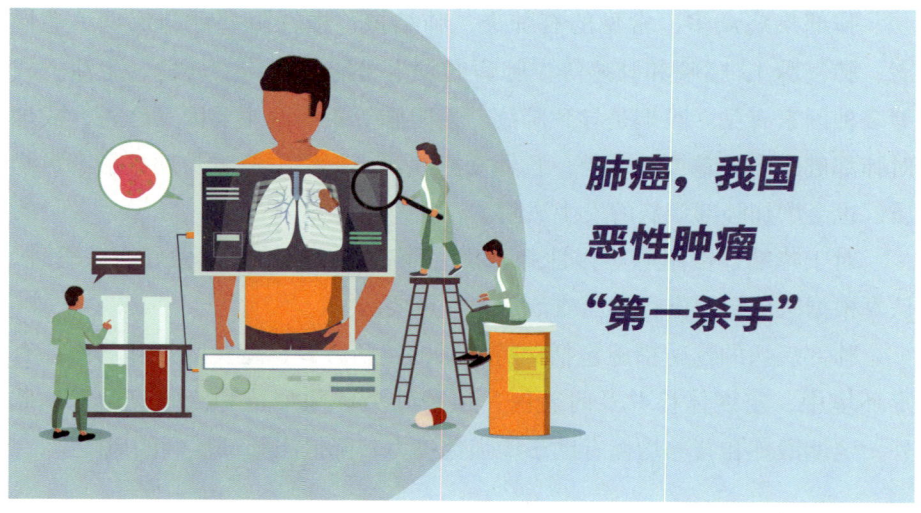

曾有文章这样描述肺癌："再没有其他疾病可以让人们如此恐惧，也再没有其他疾病被人们如此忽视。"在过去的100年间，肺癌已经从不引人注意的"偶然发生"的疾病，转变为我国国民的"第一杀手"。最新研究数据表明，全球每年约有140万患者死于肺癌，每30秒钟就有1人因肺癌死亡，死亡人数超过了乳腺癌、结直肠癌、前列腺癌死亡人数的总和。

肺癌发病率居"肿瘤榜"首位

2024年2月2日，国家癌症中心基于肿瘤登记及随访监测的"2022年中国恶性肿瘤疾病负担情况"相关数据在《国家癌症中心杂志》上发布。研究显示，肺癌发病率依旧高居首位，2022年我国恶性肿瘤新发病例为482.47万，男性发病率高于女性。其中，排名前10的癌种分别为肺癌106.06万、结直肠癌51.71万、甲状腺癌46.61万、肝癌36.77万、胃癌35.87万、乳腺癌35.72万、食管癌22.40万、子宫颈癌15.07万、前列腺癌13.42万、胰腺癌11.87万。

肺癌为何高发

首先，吸烟是导致肺癌最主要的原因之一。烟草中含有大量有害物质，如尼古丁、焦油等可直接损伤肺部细胞，导致细胞异常增生，最终造成肺癌。吸烟量越大、吸烟时间越长的人，患肺癌的风险越高。

第二，空气污染也是引发肺癌的重要原因。长期暴露在空气污染环境中，二氧化硫、氮氧化物、颗粒物等污染物会对肺部造成损伤，易使细胞癌变，增加肺癌的发生风险。

第三，遗传因素也是导致肺癌的重要原因。基因突变可使肺部细胞异常增生，最终造成肺癌。因此，有肺癌家族史者更应提防肺癌的发生。

此外，其他慢性肺部疾病、放射线暴露等，也是导致肺癌发生的危险因素。

如何预防肺癌

首先，戒烟是预防肺癌最有效的手段之一。其次，减少空气污染暴露，做好职业保护，积极治疗慢性肺疾病也很重要。第三，低剂量螺旋CT检查可以发现80%早期肺癌患者，有肺癌家族史者应定期进行肺癌筛查。

划重点： 肺癌是我国恶性肿瘤"第一杀手"。戒烟、减少空气污染、养成良好生活习惯、积极治疗慢性肺部疾病、重视早期筛查等措施有助于预防肺癌。

★ 特别提醒 → 关注肺癌，远离肺癌，让"第一杀手"不再致命。

（肿瘤科　沈　岚）

7 肺癌的高危人群有哪些

肺癌对人类健康构成了严重威胁，其发病率和死亡率位居中国恶性肿瘤首位。据《2022年中国恶性肿瘤流行情况分析》，肺癌的新发病例数量达到106.06万，占所有恶性肿瘤新发病例的22.0%，死亡病例达73.33万，占恶性肿瘤死亡人数的28.5%。肺癌的病因众多，早期筛查是肺癌早诊早治的关键，尤其对肺癌高危人群而言。那么，肺癌的高危人群有哪些？

高危人群1：有吸烟史的人群

吸烟是目前公认的肺癌主要风险因素。烟草中含有60多种有害物质，包括尼古丁、焦油、苯并芘、砷、镉、甲醛、亚硝胺等强致癌物质，长期吸入可以导致肺支气管上皮细胞损伤，进而促进细胞的异常增生，最终引发肺癌。研究表明，吸烟时间和吸烟量与肺癌发生率呈正相关。大量、长期吸烟的人群，肺癌患病率显著升高。

高危人群2：有肺癌家族史的人群

肺癌具有家族聚集性，存在肺癌家族史者患肺癌的风险更高。当然，这并不意味着有肺癌家族史者一定会患上肺癌。"家族"的范围为父母、子女、祖父母、兄弟姐妹、父母的兄弟姐妹及其子女等。部分家庭的多成员患癌是由于长期接触相同的致癌危险因素，如环境、生活方式、饮食习惯等。

高危人群3：有慢性肺部疾病的人群

长期罹患慢性肺部疾病者，发生肺癌的风险高于正常人，如慢阻肺、肺纤维化、肺结核、尘肺等，这类人群应重视原发病的诊治。

高危人群4：有职业暴露的人群

由于职业需要，经常接触砷、铬、镍、镉、铍、石棉、二氧化硅、沥青、焦油等物质，以及长期处于严重空气污染环境下的人群，属于肺癌高危人群，应定期进行胸部 CT 检查。

划重点： 肺癌高危人群可以通过戒烟、避免被动吸烟、改善工作环境、保持健康的生活方式等措施，降低罹患肺癌的风险。

★ 特别提醒 → 早期发现肺癌，定期进行胸部 CT 检查至关重要。

（肿瘤科　沈　岚）

8　年轻不再是肺癌的"无人区"

如今，"肺癌是老年人才会得的病"这一观念早已被打破，肺癌正悄悄向年轻人"靠近"。为什么肺癌这位"不速之客""盯上"了年轻人？原因众多。从空气污染到无处不在的二手烟，从久坐的生活方式到快餐文化盛行，年轻人的肺部健康正面临前所未有的挑战。

年轻人也会得肺癌

很多人都认为年轻人与肺癌不沾边，仿佛年轻是防癌的"铠甲"，然而，这种陈旧的观念正逐渐被现实打破。在年轻人群中，肺癌的发病率正在以惊人的速度攀升。

年轻人患肺癌的常见原因

吸烟有害健康，包括二手烟。许多年轻人虽然自己不吸烟，但经常暴露在烟雾缭绕的环境中。烟草中的有害物质不仅影响吸烟者的健康，同样也威胁着被动吸烟者。

一些不健康的生活方式也在悄悄影响着年轻人的健康状况。不健康的饮食习惯、久坐的生活方式已成为许多年轻人的常态，这不仅加剧了肥胖、心血管疾病的发生率，也增加了肺癌的患病风险。

此外，工业化进程加快和城市化扩张使空气污染成为全球性问题。空气污染物、有害化学气体等"无形杀手"正悄无声息地侵害肺部健康，增加年轻人患肺癌的风险。

如何早期"揭开"肺癌的伪装

肺癌的早期诊断犹如在迷雾中寻找线索，需要大家在日常生活中细心观察，一旦有持续性咳嗽、胸痛或呼吸困难等异常症状，应立即引起重视，及时就医。此外，定期进行低剂量螺旋CT检查是发现早期肺癌的有效措施。

划重点： 肺癌不再是老年人的"专利"，年轻人同样需要提高警惕。通过改变生活方式、进行肺癌早期筛查、规范治疗，与社会、政府共同努力，才能有效降低年轻人的肺癌发病率。

★ 特别提醒 → 年轻不是肺癌的"无人区"，正确的防治知识是防治肺癌的利器。

（肿瘤科　沈　岚）

吸烟，肺癌的"头号元凶"

随着健康意识的提升，越来越多的人开始关注生活中的不良习惯与疾病间的联系。其中，吸烟无疑是与多种严重健康问题相关的"头号元凶"，尤其在肺癌的发病原因中，吸烟所扮演的角色更突出，堪称肺癌的"头号搭档"。

烟草中有哪些有害物质

烟草燃烧后的烟雾包含 7 000 余种化学成分，其中有害物质数不胜数，多达数百种，主要有可吸入颗粒物、尼古丁、一氧化碳、丙烯酸、氢氰酸、一氧化氮、二氧化氮、丙酮、乙酸等。其中，已知至少有 69 种有害物质是致癌物，对人体细胞造成直接伤害。

吸烟是如何诱发肺癌的

吸烟是导致肺癌的主要原因之一，也是肺癌死亡率加剧的首要原因。吸烟过程中，烟草中的有害物质随烟雾进入肺部，对肺部细胞造成损伤，引发炎症和异常增生，导致肺部细胞基因突变，使其逐渐发生癌变。因此，长期吸烟使肺部细胞发生癌变的风险大大增加。此外，吸烟还会降低人体免疫力，使身体更容易受其他致癌因素的影响，也更容易被其他疾病"盯上"。研究结果显示，吸烟者患肺癌的风险是不吸烟者的 2.77 倍。长期吸烟者患肺癌的风险逐年增加，而戒烟则能有效降低这一风险。由此可见，吸烟对健康的危害不容忽视。

戒烟，可请药物帮忙

戒烟需要坚定的决心和科学的方法。寻求专业帮助，采用替代疗法逐渐减少吸烟量是有效的戒烟方法。同时，保持乐观的心态和坚定的意志也是戒烟成功的关键因素。戒烟是降低肺癌风险最直接、有效的方法。戒烟后，身体会逐渐恢复健康，患肺癌和其他疾病的风险也会大大降低。同时，戒烟还能改善生活质量，促进健康。

吸烟者可去当地医院呼吸科的戒烟门诊咨询戒烟事宜，常用的戒烟药物包括尼古丁替代类药物、伐尼克兰、盐酸安非他酮等。

● **尼古丁替代类药物：** 如尼古丁贴片、尼古丁咀嚼胶等，可减轻或消除戒断症状，提高长期戒烟成功率。

● **伐尼克兰：** 通过帮助控制尼古丁依赖，提高长期戒烟率。戒烟者若在药物治疗后出现情绪或行为改变，应及时就医，在医生指导下更换治疗药物。

● **盐酸安非他酮：** 可缓解戒断症状，提高戒烟成功率，用药期间须注意药物不良反应。

划重点： 吸烟与肺癌间的联系不容忽视。烟草中的多种致癌物质使吸烟者的肺部持续处于高风险状态，大大增加了肺癌的发生风险。因此，戒烟无疑是降低肺癌发病率的最有效手段之一。

★ 特别提醒 → 努力戒烟，向健康的无烟生活迈进！

（呼吸与危重症医学科　张　海）

10 二手烟的危害比想象的大

一位24岁的年轻女孩不吸烟，但被确诊患了肺癌，医生进一步询问得知她在棋牌室工作，考虑可能与长期吸入二手烟有关。二手烟是什么？它对肺部健康有何影响？

什么是二手烟

"二手烟"又称被动吸烟，是指吸烟时释放出的烟雾和气体被非吸烟者吸入体内。吸二手烟虽然与主动吸烟不同，但同样可使健康受损。

二手烟中含有数百种已知有毒或致癌的化学物质，其中至少有69种致癌物，包括重金属、烟草特有的亚硝胺及多环芳烃等有害物质，可损害遗传物质和干扰细胞正常分裂，破坏机体的免疫功能，引起癌症和畸形的发生。即使短时间暴露于二手烟中，健康也会受到损害。排风扇、空调等通风装置均无法避免非吸烟者吸入二手烟，尤其在棋牌室等封闭的环境中，二手烟的危害更显著。

二手烟同样可致肺癌

近年来，不吸烟人群肺癌的发病率呈上升趋势。2017年，美国的一项研究发现，肺癌患者中，从不吸烟者的比例从8%（1990—1995年）上升到了14.9%（2011—2013年）。同年，英国的一项研究发现，不吸烟肺癌患者的占比从2008年的13%上升到2014年的28%。无论男女，不吸烟的肺癌患者越来越多，这可能与环境污染、遗传因素、职业暴露等因素有关。但值得注意的是，长期吸入二手烟也是不容忽视的原因。

近年来的研究还发现，在肺癌患者中，女性患者占比超过男性。《2022年中国肺癌患者生存质量白皮书》结果显示，肺癌患者中，女性比例（54.6%）高于男性（45.4%）。吸入二手烟的情况在女性患者中更多见。一项针对22个工作场所烟草暴露与肺癌危险的研究表明，不吸烟的工作者因吸入二手烟，造成肺癌发病风险增加24%；高度暴露于烟草烟雾环境的工作者，肺癌发病风险达 2.01，且烟草烟雾的暴露时间与肺癌发生的关联性非常强。

公共场所二手烟暴露率较高

在公共场所中，二手烟的暴露率较高。在一些棋牌室、餐厅等公共场所，二手烟的暴露率甚至超过了 50%。北京市疾病预防控制中心和首都医科大学于 2014 年发起的一项涉及北京 16 个区县、2 548 个公共场所和工作场所的调查显示了公共场所的二手烟暴露率（表1）。

为了保护公众的健康，许多国家和地区都规定公共场所禁止吸烟，包括但不限于学校、医院、办公室、公共交通工具等。一些国家规定在公共场所的户外区域也禁止吸烟。这些规定对减少二手烟的危害、保护公众健康起到了积极作用。

表1　公共场所二手烟暴露率

场所	二手烟暴露率
酒吧和夜总会	89.5%
餐馆	65.7%
家庭	39.8%
中小学校	32.8%
机关大楼	19.7%
医疗机构	12.8%
公共交通工具	3.9%

划重点： 为了保护自己和他人的健康，大家应该尽量避免产生或吸入二手烟，尽可能地营造无烟环境，避免在吸烟者身边停留，尤其是封闭空间。

★ 特别提醒 → 关爱自身健康，远离二手烟！

（呼吸与危重症医学科　张　海）

11 三手烟，肺癌发生"隐蔽的角落"

日常生活中，经常能听到关于吸烟对健康的危害。然而，除了直接吸烟和二手烟外，你是否知道三手烟也对健康有着不容忽视的影响呢？

什么是三手烟

"三手烟"是指烟草燃烧后残留在衣物、墙壁、地毯、窗帘、皮革、家具，甚至头发和皮肤等表面的烟草残留物，是目前危害最广泛的室内空气污染。

三手烟在室内停留的时间非常长，香烟熄灭后6小时，三手烟依然存在。三手烟污染持续时间比一手烟和二手烟更长，可以在室内持续至少200天。而且，三手烟的累积效应也很明显，残留物中含有尼古丁、重金属等有害成分，可与空气中的其他化学物质发生反应，形成新的有毒物质。当人们接触到这些被污染的物体时，就会暴露在三手烟的危害之下。

三手烟的危害不容小觑

三手烟的危害往往是不自知的，烟草燃烧残留的有害物质会通过呼吸道和皮肤等途径被人体吸收。研究表明，三手烟中的化学物质对人体健康有潜在危害，尤其是对肺部。暴露在三手烟中的人更容易患肺癌、哮喘、慢阻肺等呼吸系统疾病。

儿童处在生长发育的特殊时期，对有害物质的抵抗能力远比成人低，加上体重比成人轻，同样水平的有毒物质对儿童造成的危害更大。此外，儿童在地板、地毯上爬行或玩耍时，更容易近距离接触残留在环境中的有害物质，增加急性支气管炎、哮喘等疾病的发病风险。据BMC（《公共健康杂志》）报道，经常暴露在吸烟环境中的5岁以下儿童，患侵入性脑膜炎的风险是正常情况下（不暴露）的2倍以上。

孕妇在室内停留时间长，呼吸频率较孕前增加，代谢能力与免疫力均发生变化，对污染物更为敏感。即使是低剂量的三手烟，也会对孕妇及其胎儿产生健康危害。此外，在怀孕期间吸入过多三手烟还可能会影响下一次怀孕。另有相关调查发现，孕期长期暴露在三手烟中，可使产后抑郁风险增加71%。

划重点： 三手烟就像躲藏在日常生活中的隐蔽"杀手"，危害着人们的安全和健康，每个人都应从自身做起，努力避免和清除三手烟。烟民应该在公共场所尽量不吸烟，在吸烟后洗手、洗澡并更换衣服，最大限度减少"烟雾"残留。经常保持室内环境清洁，不在吸过烟的环境中长期停留，儿童在公共场合玩耍后应勤洗手。

★ **特别提醒** → 让我们共同努力，创造无烟环境，在清新空气下畅快呼吸！

（呼吸与危重症医学科 张 海）

12 防范肺肿瘤,这些职业要当心

除一些常见的病因外,职业环境也可能是肺癌发生的潜在风险。职业与肺癌发病之间存在显著关联,某些职业会增加肺癌的发生风险。例如:矿工、建筑工人、焊工、化工厂工人等长期接触化学品、尘埃、放射性物质,发生肺癌的风险较普通人群高。其他可诱发肺癌的特殊职业接触包括石棉、氡、铍、铬、镉、镍、硅、煤烟和煤烟尘等。

石棉是一种已知的致癌物质,长期接触石棉的工人,如石棉矿开采、石棉制品制造和应用等行业的工人,肺癌发病率较高。一项对1950—2009年发表的19篇关于石棉和肺癌的Meta分析显示,每增加100纤维根数/毫升石棉暴露,肺癌风险增加66.0%。

无机砷多见于金属冶炼厂,在此类场所工作的人群应注意防范。

镍是存在于地壳中的金属元素,金属镍及其化合物(如镍精炼和电镀等)被广泛应用于工业生产过程中。长期暴露在含镍环境中的工人,肺癌发病率增加。

纳米二氧化硅对细胞的遗传毒性强,从事相关工作的人员可能面临较高的肺癌发生风险。

职业接触六价铬与肺癌死亡率呈正相关。

氡是一种放射性气体,进入人体后,氡衰变产生的放射性粒子可对呼吸系统造成辐射损伤,引发肺癌。含铀矿区周围氡含量高,建筑材料是室内氡的最主要来源,如花岗岩、砖砂、水泥及石膏等。欧洲、北美和中国的三项汇总分析结果表明,氡浓度每增加100贝克勒尔/米^3,引起肺癌的风险分别增加8%、11%和13%。

室内煤烟暴露是肺癌的危险因素。一项针对中国人群研究的Meta分析显示,室内煤烟暴露可使肺癌风险增加1.42倍,使女性肺癌发生风险增加1.52倍。

此外,柴油废气、铍、铬、镉、硅等也可能导致肺癌发生风险增加。铍是一种碱性稀有金属,被广泛应用于航天、通信、电子及核工业领域,铍和铍化合物是已知的致癌物。

划重点： 职业环境对肺癌的发生有一定影响。为降低职业暴露导致肺癌的发生风险，相关职业人群应采取有效的职业防护措施，如使用防护装备、改善工作环境通风等。高风险职业人群应定期进行肺癌筛查，以便早期发现、早期治疗。

★ **特别提醒** → 让我们共同关注职业健康，预防肺癌，让生活更美好。

（呼吸与危重症医学科　张　海）

答"肺"所问

13 "雾"必当心，PM$_{2.5}$可增加肺癌发生风险

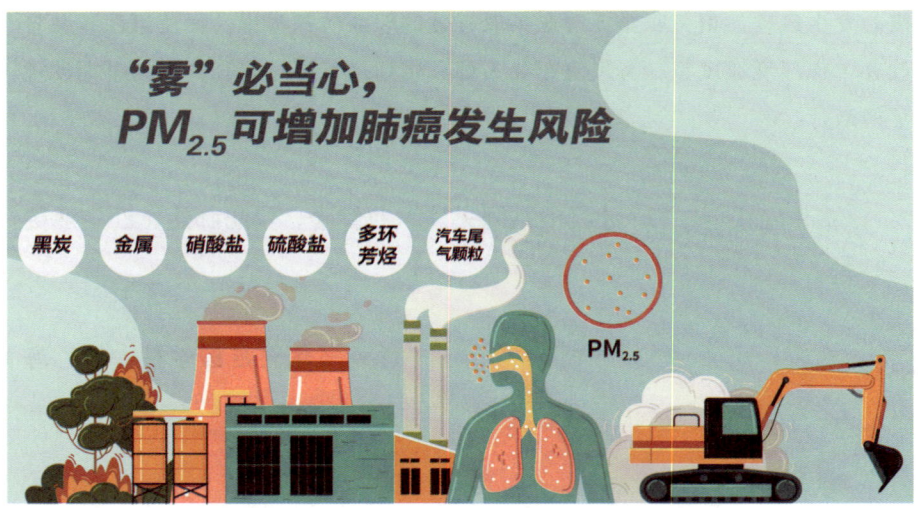

空气污染一直是世界性的环境问题，对人类健康构成了重大威胁。细小的特定物质（PM$_{2.5}$）污染及其对健康的有害影响不仅在中国，也在世界范围内引起了极大的公共卫生关注。根据国际癌症研究机构关于评估人类致癌风险的专论，PM$_{2.5}$已成为肺癌的致癌因素。

什么是PM$_{2.5}$

PM$_{2.5}$是一种直径≤2.5微米的空气污染物，特点是粒径小、毒素吸收能力强。这些特性使PM$_{2.5}$有可能侵入最小的气道，包括肺泡组织。PM$_{2.5}$由固体和液体颗粒组成，包括黑炭、金属、硝酸盐、硫酸盐、多环芳烃和汽车尾气颗粒。

PM$_{2.5}$来源十分复杂，既有燃煤与燃油机动车的尾气、道路扬尘、建筑施工扬尘、工业粉尘、餐饮油烟、垃圾与秸秆焚烧排放的细颗粒物，也有空气中二氧化硫、氮氧化物和挥发性有机物经过复杂的化学反应转化生成的细颗粒物。

PM$_{2.5}$有哪些危害

● **环境危害**：PM$_{2.5}$可以引起雾霾天气，造成空气质量下降，能见度降低。

● **人体危害**：直径2.5微米以下的细颗粒物比人头发的1/20还小，进入肺部后，可干扰肺部的气体交换，引起包括哮喘、支气管炎和心血管病等心肺疾病。同时，PM$_{2.5}$还可以通过支气管和肺泡进入血液，对人体健康造成更大危害。

此外，有流行病学研究表明，PM$_{2.5}$具有致癌性，可增加与肺癌相关的发病率和死亡率。并且，PM$_{2.5}$被认为会缩短肺癌患者的生存时间。减少PM$_{2.5}$暴露时间，已被证明可以降低患肺癌的风险。《自然》杂志的文章指出，PM$_{2.5}$可在肺部制造炎症环境，"唤醒"肺癌种子。人体内携带基因突变的正常细胞在PM$_{2.5}$的影响下有可能发生恶变，导致癌症发生。据估计，包括PM$_{2.5}$在内的室外空气污染每年可导致全球420万人过早死亡，东南亚和西太平洋地区死亡人数最多，因肺癌死亡人数占6%。

划重点：PM$_{2.5}$是影响肺癌发生的原因之一，应引起大家的重视，共同努力创造绿色环保环境。大家应尽量减少在PM$_{2.5}$浓度较高的天气进行室外活动，适当净化室内空气，保护自己和家人的健康。

（呼吸与危重症医学科　张　海）

 肺病高发，不可忽视厨房油烟

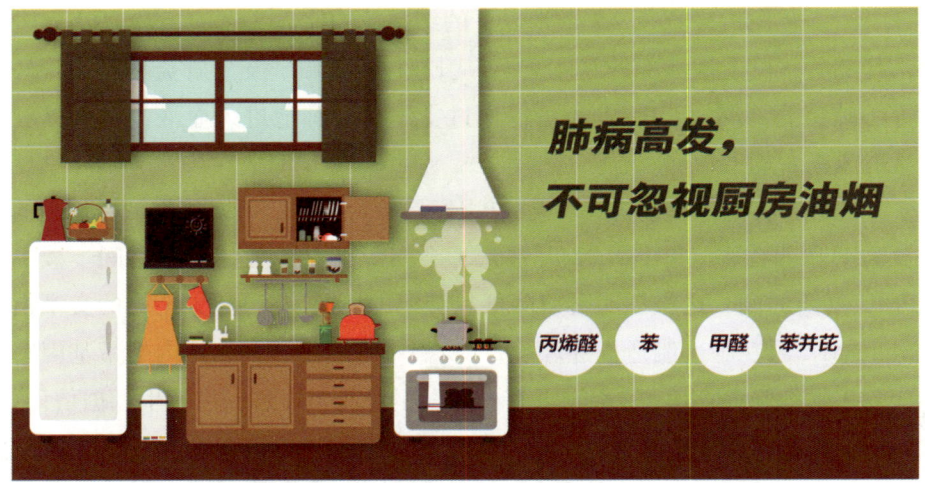

每天在厨房中烹饪美食时，你有没有想过厨房中的油烟对健康有害呢？大家或许觉得油烟没有什么大不了，但实际上，长期暴露在厨房油烟中，对肺部健康"不友好"。

油烟有哪些危害

厨房油烟中含有大量有害物质，如苯、甲醛、一氧化碳等，长时间、较多剂量地吸入这些有害物质会对呼吸系统造成损害。研究表明，长期暴露在厨房油烟中的人群，患上呼吸道疾病的风险明显增加，尤其是老年人和儿童。

厨房油烟中含有约300种有害物质，包括可吸入颗粒物（如$PM_{2.5}$等）。研究表明，在通风不良的厨房环境中，高温油炸等烹调方式可以使$PM_{2.5}$浓度显著升高，甚至达到相当于一支香烟的污染水平。

注意4点，减少油烟危害

长期接触厨房油烟，尤其是家庭主妇和厨师，肺癌的发病率较高。研

究表明，长期接触厨房油烟的女性不吸烟者肺癌发生风险升高 3.79 倍。在不吸烟的女性肺癌患者中，超过 60% 长期接触厨房油烟。为减少油烟的健康危害，可采取以下措施：

- **减少油烟：** 改变烹饪习惯，如尽量减少煎、炸、烤，多采取蒸、煮、炖等不产生油烟的烹饪方法。必须油炸时控制油温，避免油温过高而产生大量油烟。
- **正确使用抽油烟机：** 定期清洁抽油烟机和厨房，以保持其有效运行。在烹饪前开启抽油烟机，并在烹饪结束后继续运行抽油烟机几分钟，确保油烟被完全排出。
- **保持厨房良好通风：** 烹饪时打开窗户，帮助油烟排出。
- **选择烟点高的食用油：** 如山茶油、花生油等。

值得注意的是，长期接触厨房油烟的人群应定期进行健康检查，尤其是肺功能检查。

划重点： 厨房油烟对健康造成的危害不容忽视，每个人都应该重视起来，采取有效措施预防油烟对肺部和呼吸系统的伤害。只有保护好自己的健康，才能更好地享受美食带来的快乐。

★ **特别提醒** → 希望人人都能关注厨房油烟与健康的关系，共同创造健康的生活环境。

（呼吸与危重症医学科　张　海）

15 警惕肿瘤家族史

生活中，我们似乎可以看到某些地区或某个村子里的人特别容易患某种癌症。将范围再缩小，我们似乎偶尔也会看到，多个家庭成员或夫妻同时或相继患了某种癌症。好莱坞知名女星安吉丽娜·朱莉的母亲、外祖母、小姨都罹患乳腺癌……这些现象到底算不算癌症会传染的证据呢？

"家族聚集"不等于传染

在临床上，医生在追溯恶性肿瘤患者家人健康状况时，常会发现他们的父母、子女、兄弟姐妹或家族中的其他成员也有此类或相关的恶性肿瘤病史，这称为恶性肿瘤的家族聚集现象。看到一个家族中相继多人罹患恶性肿瘤，一些人便认为肿瘤会传染。其实不然，肿瘤的发生需要遗传因素和环境因素共同作用，具体原因如下：

● **遗传易感性**：肿瘤患者常常会伴有某些基因的变异，包括癌基因的激活或抑癌基因的失活，从而导致细胞生长失控，形成肿瘤。这些基因变异可能会遗传给后代，增加家庭成员的患癌风险。例如，$BRCA1$ 和 $BRCA2$ 基因的突变与乳腺癌和卵巢癌的高风险相关。

● **家族聚集性**：癌症家族聚集性是指某些家族中存在多个癌症患者的情况。这可能是因为家族成员具有相似的基因和生活环境，导致癌症风险增加。

除此之外，致癌因素还包括环境因素、生活方式、饮食习惯等。这些因素也可以相互作用，共同促进癌症的发生。因此，保持健康的生活方式和饮食习惯，避免接触致癌物质，也是预防癌症的重要措施。

警惕"家族性肿瘤"偷袭

如果家族中有人患过癌症，最好能收集相关的癌症家族史信息，并提供给医生。由医生判断是否需要进行遗传咨询或基因检测，来评估是否具有遗传易感性。肿瘤家族史信息主要包括谁患有癌症（父母、兄弟姐妹、子女等家族成员）、患癌的类型、诊断时的年龄、过去和现在的健康状况等。如果已经去世，还应了解去世时的年龄以及死亡原因。

具有肿瘤家族史者为癌症的高危人群，应养成定期体检或筛查的习惯，争取早发现、早诊断、早治疗。

划重点： 癌症的发生并不是一蹴而就的，哪怕存在致癌因素，也需要多年发展才会癌变，也有可能一直不发展。只要在癌细胞真正成为病灶、引发各类症状前给予适当的干预措施，患者的预后都不会太差。

★ **特别提醒** → 了解家族成员的健康状况，也是更了解自己的表现。癌症不可怕，只要做到早发现、早诊断、早治疗，便可赢得健康的未来。

（肿瘤科　沈　岚）

16 肺结节离肺癌有多"远"

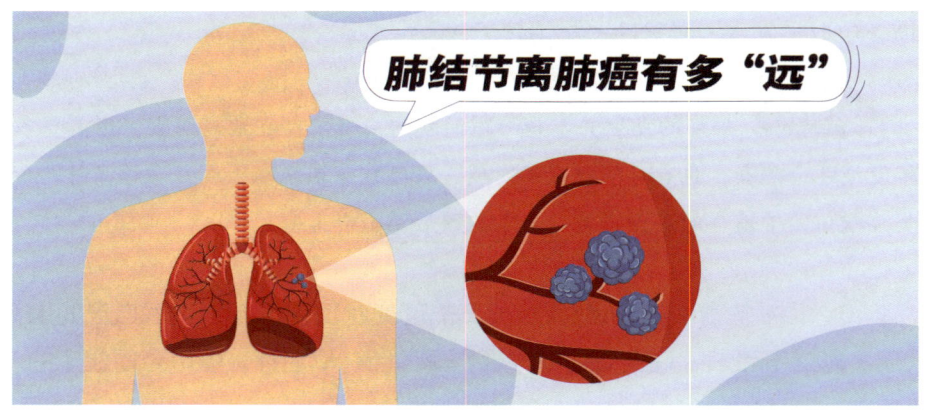

如今，越来越多人重视起了自己的健康状况，并定期进行体检，当体检报告上出现"肺结节"的字眼时，心情变得格外沉重。许多人担忧地向医生咨询：肺结节是肺癌吗？

什么是肺结节

肺结节指的是影像学上直径≤3厘米的局灶性、类圆形、较肺实质密度增高的实性或亚实性病灶，可以是单发，也可以是多发。这些结节可由多种原因引起，如肿瘤、炎症、血管病变等。大多数情况下，肺结节是良性的，不会对健康造成巨大危害。

哪些结节可能是恶性的

结节大小、形状，有无吸烟史及肺癌家族史等都是可以帮助鉴别肺结节良恶性的重要因素，尤其当肺结节出现以下特征时，更需警惕癌变可能：

磨玻璃结节的直径在8毫米以上。

肺结节出现分叶、毛刺、空洞等不规则形状。

肺结节生长快速或实性成分增加，常意味着结节内部可能存在异常增殖的恶性细胞。

如何鉴别结节良恶性

胸部 CT 检查与结节三维重建可以清晰地显示结节的形态和结构，帮助医生初步判断结节性质。当肺结节的直径在 10 毫米以上时，除进行胸部 CT 检查外，患者还需要进行 PET-CT、肿瘤标志物检测等检查。其中，PET-CT 能够提供结节的代谢信息，有助于进一步区分其良恶性；肿瘤标志物检测可辅助判断结节是否与肿瘤相关。

如何管理肺结节

防治肺结节，首当其冲需养成良好的生活习惯、戒烟、避免长期暴露在受污染的空气或化学物质中，并注意职业防护。肺结节患者应遵医嘱定期随访，具体做法如下：

❶ **纯磨玻璃结节患者**

● 结节直径 ≤ 5 毫米者：建议首次 6 个月后随访胸部 CT，随后每年进行 1 次胸部 CT 随访；

● 结节直径 5～10 毫米者：建议首次 3 个月后随访胸部 CT，随后每 6 个月行胸部 CT 随访；

● 结节直径＞ 10 毫米者需考虑进行非手术活检或手术治疗。

❷ **混合磨玻璃结节患者**

● 结节直径 ≤ 8 毫米者：建议在 3、6、12 和 24 个月进行 CT 随访；无变化者每年进行 1 次胸部 CT 检查；

● 结节直径＞ 8 毫米者：建议在 3 个月后再次进行胸部 CT 检查。若结节持续存在，考虑使用 PET、非手术活检或手术治疗进一步评估。

肺结节持续存在者，应坚持连续随访 5 年，一旦发现病灶变化，遵医嘱缩短检查间隔时间。

划重点： 肺结节不一定是肺癌，大多数都是良性的，并不需要手术治疗。患者应根据医生的建议采取适当的预防措施，并定期监测随访。

★ 特别提醒 → 肺结节并不可怕。正确应对，定期随访才是"硬道理"。

（肿瘤科　沈　岚）

17 体检发现肺结节，莫惊慌

"医生，我上个月体检发现肺结节，最近一直心神不宁，担心它是不是恶性的？要不要手术切除？"45岁的陈先生焦急地问医生。体检发现的肺结节都是"坏东西"吗？

什么是肺结节

肺结节是指在影像学上表现为直径小于3厘米的类圆形或不规则形、边界清晰或不清晰的密度增高阴影。1个肺结节称为"单发"，2个以上肺结节称为"多发"（图1）。

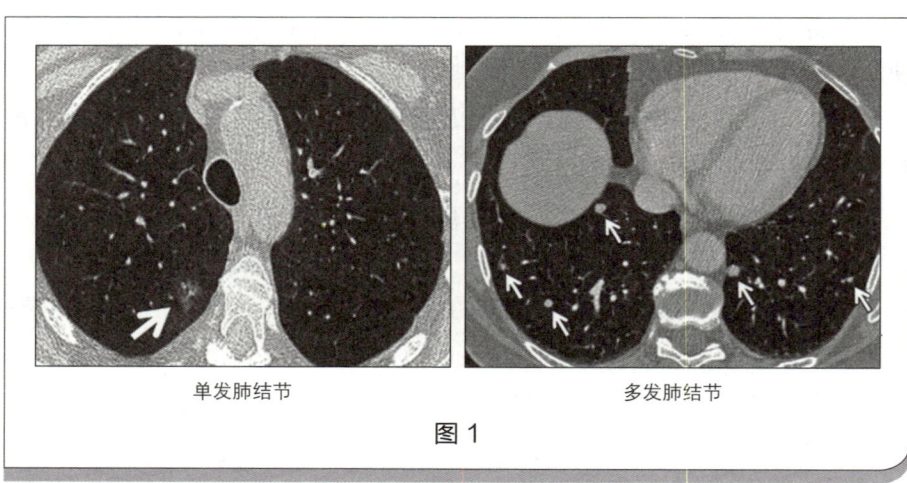

单发肺结节　　　　　　　　　　多发肺结节

图1

需要明确的是，"肺结节"只是一种影像表现的代名词，不是一种疾病，是多种肺部疾病（如肺癌、结核、结节病、肺炎等）的影像学表现之一。

"肺结节"与"肺结节病"如何区分

"肺结节"与"肺结节病"虽然只有一字之差，含义却千差万别。"肺结节"只是一种影像表现，而"肺结节病"则是一种疾病。"肺结节"可以是"肺结节病"的一种影像表现，而"肺结节病"还有对称性纵隔及肺门淋巴结肿大，肺内沿淋巴管分布多发粟粒结节，胸膜结节状增厚等表现。

肺结节如何分类

❶ 按大小分类

- **肺肿块**：最大径＞30毫米。
- **肺结节**：＜30毫米。
- **肺小结节**：5毫米＜直径≤10毫米。
- **肺微小结节**：3毫米＜直径≤5毫米。
- **肺粟粒结节**：直径≤3毫米。

❷ 按成分分类（图2）

- **实性结节**：病灶成分完全为实质性结构，掩盖肺实质内血管及支气管结构。
- **钙化结节**：病灶大部分或全部钙盐沉着。
- **部分实性结节／混合磨玻璃结节**：病灶部分实性成分＋部分磨玻璃成分。
- **纯磨玻璃结节**：病灶全部呈磨玻璃成分，不掩盖肺实质内血管及支气管结构。
- **亚实性结节／磨玻璃结节**：包括部分实性结节和纯磨玻璃结节。

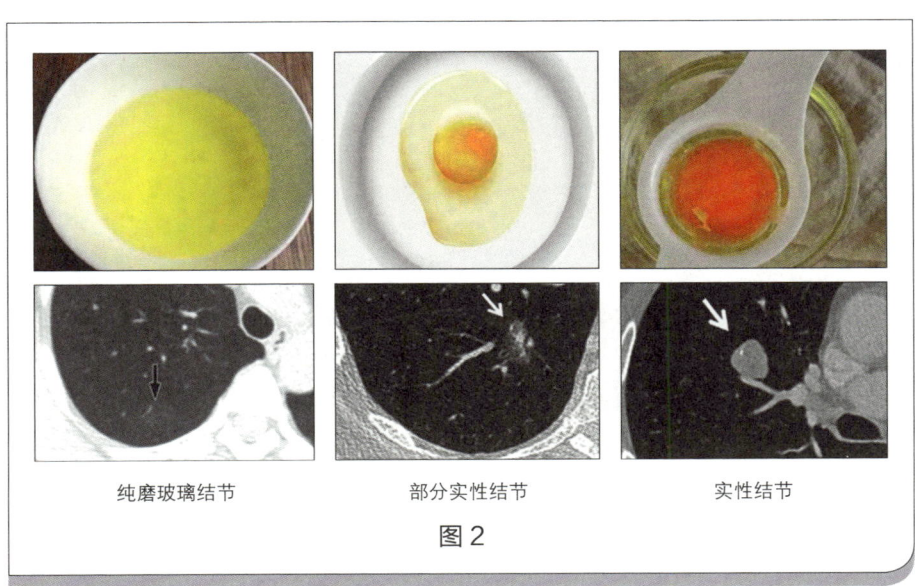

纯磨玻璃结节　　部分实性结节　　实性结节

图2

95% 以上的肺结节是良性的

肺结节的发病率随年龄增长而增加，从 18 岁至 24 岁人群的 0.4‰ 到 85 岁至 89 岁人群的 20.3‰。总体而言，女性肺结节的发病率略高于男性。但对于 70 岁以上的人来说，男性的发病率更高。通常，胸部 CT 检查发现肺结节的概率较高，然而，95% 以上的肺结节是良性的。因此，精准诊断恶性结节，减少过度治疗良性结节至关重要。

划重点： 对肺结节的评估应当全面、仔细、对比充分，科学管理，规律随访，必要时遵医嘱治疗。

★ 特别提醒 → 体检发现肺结节莫惊慌，大部分肺结节是良性的。

（放射科　任　华）

18 长了肺结节，为何毫无感觉

肺结节，是一种在肺部组织内部或表面上出现的小块状物。当发现了肺结节，许多人都会开始担忧与恐惧。然而，大多数情况下，肺结节并不会引起身体的任何不适症状。这是为什么呢？

肺结节一般不影响呼吸

肺结节的出现可能是由多种原因引起的，包括肺纤维化、肺炎愈合过程、感染、血管瘤、错构瘤等。但在少数情况下，肺结节可能是由于肺癌引起的。即使患有癌性肺结节，患者可能在早期阶段没有明显的症状。这是因为，肺部组织具有一定的储备功能。肺在每次呼吸只会用到"一部分"肺泡，五个肺叶是轮流"工作"的。小小的肺结节，不会对肺正常工作造成影响。只有在肺结节增长到一定程度、对周围组织产生压迫或阻塞时，患者才会出现呼吸困难、咳嗽、咯血等症状。

肺结节可筛查、可治疗

临床上，低剂量螺旋 CT 等影像学检查能够帮助医生准确地评估肺结节的大小和性质。在一些情况下，医生还会根据患者的个体情况完善其他检查，监测和明确肺结节的发展情况，从而制定合适的治疗时机和方案。

划重点： 虽然肺结节可能会让人感到焦虑和不安，但大多数情况下，肺结节并不会导致身体不适。及时进行医学检查和跟踪观察，找出肺结节的性质和原因，制定合适的治疗方案是关键。

★ **特别提醒** → 肺结节不可怕，不必过度恐慌，及时就医、定期随访是最佳解决方案。

（呼吸与危重症医学科　张岩巍）

19 肺结节就是肺癌？不

医生，我最近一次的X线摄片检查结果显示患有肺结节，这可如何是好？门诊中，有类似疑问的患者很多。

肺结节与肺癌的关系

肺癌是肺部的恶性肿瘤。肺癌、肿瘤肺转移病灶，以及结核瘤、错构瘤、炎性假瘤等良性病变，都可能使"肺结节"产生。肺癌影像学的表现多种多样，肺结节只是其中的一种，其他症状还可以表现为肺肿块、肺实变等（图3）。

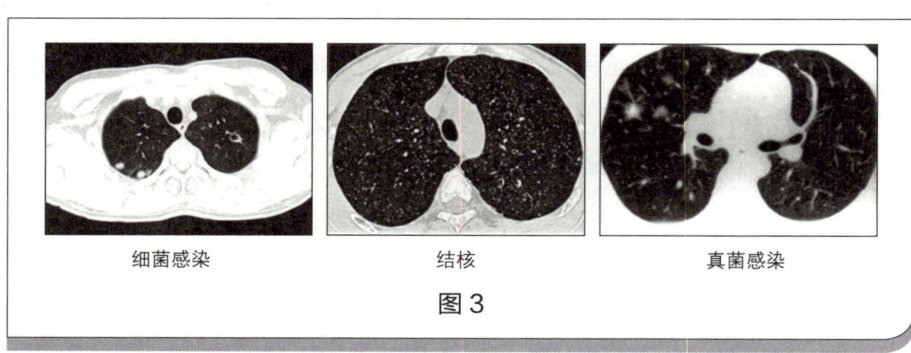

细菌感染　　　　　结核　　　　　真菌感染

图3

肺结节如何鉴别良恶性

辨别肺结节的良恶性，主要从3方面进行分析：内部特征（包括形态、密度等）、结节表现和邻近结构改变。

- **形态**：肺癌一般表现为类圆形、分叶状结节。
- **密度**：肺癌可以表现为实性、磨玻璃密度。
- **钙化**：点状、网状、不定型的钙化多为恶性肿瘤的表现。
- **支气管改变**：恶性病变中的支气管因受到侵犯，可导致管腔狭窄、截断、内壁不光、管壁增厚僵硬等表现。

什么是磨玻璃结节

磨玻璃结节就是像磨玻璃一样的肺结节。平时，大家可以透过透明玻璃（图4-A）看到外面的世界，而磨玻璃则是在常规玻璃的基础上加了一层阴影或膜（图4-B）。同样的，正常的肺组织在胸部CT检查中（图4-C），具有局灶性的浅淡阴影（图4-D）的结节即为磨玻璃结节。通常，磨玻璃结节≤3厘米，且没有完全覆盖正常的肺组织，其中可见血管及支气管等正常结构。

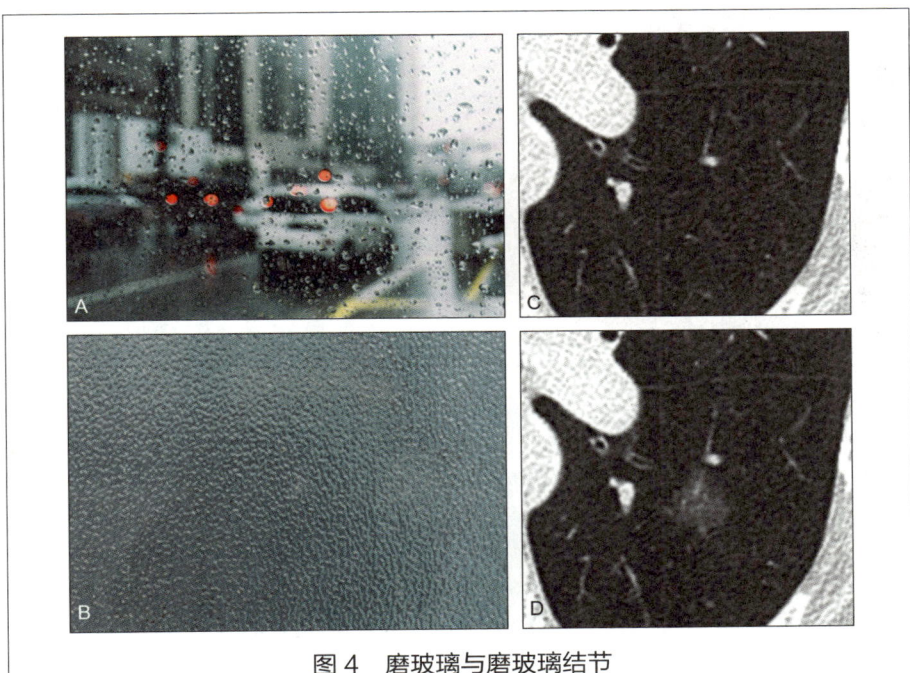

图4 磨玻璃与磨玻璃结节

并不是所有磨玻璃结节都是肺癌，其中有些可能为良性疾病，如局部间质纤维化、炎症、出血等。而长期持续存在的磨玻璃结节多为肺腺癌及其前期病变。此外，磨玻璃结节大多具有惰性生长的特点。

划重点： 肺结节不等于肺癌，要正确区分两者的关系。也并不是所有的磨玻璃结节都是肺癌。患者应该听从医嘱，正确地进行随访观察。

（放射科 任 华）

20 原位癌是癌吗

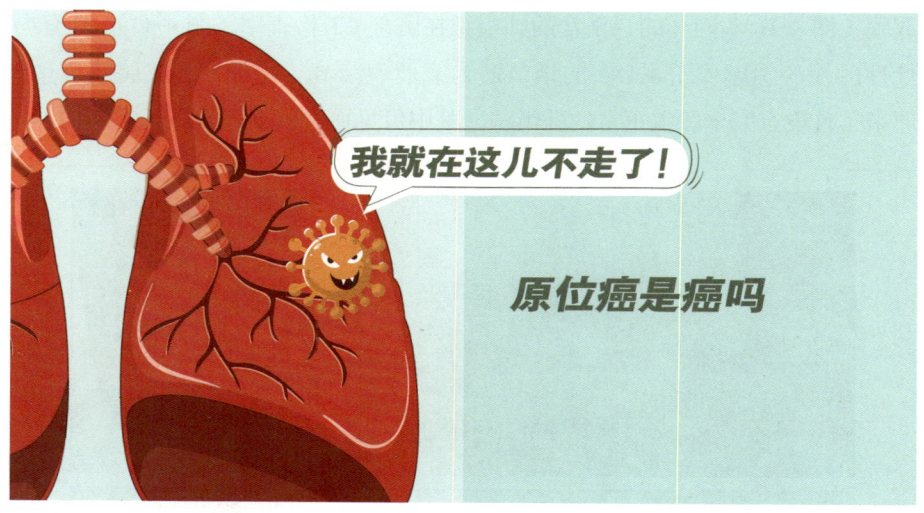

原位癌是不是真正的"癌"？这个问题困扰着许多人。为了更好地理解这个问题，大家需要了解原位癌的定义和特点。

什么是原位癌

原位癌又称癌前病变，是指癌细胞仅在原始发现位置生长，并未侵入周围组织或扩散到其他部位。换言之，原位癌是一种局限性的异常细胞增生，尚未发展成为具有侵袭性和转移性的真正癌症，好比一颗种子埋在土里尚未发芽，虽然是"坏种子"，但还没有产生任何危害。原位癌通常可以通过组织活检或筛查等手段明确诊断。

原位癌是癌吗？回答这个问题并不简单，因为它涉及对"癌"这一专业术语的理解。一般来说，癌症是一种疾病，其特点是细胞异常增生并具有侵袭性和转移性，可能对机体造成严重的健康威胁。根据这个定义，原位癌似乎不符合"癌"的典型特征，因为它并没有侵袭性和转移性。

客观看待原位癌

原位癌具有潜在的危险性。虽然它尚未发展成为真正的癌症，但在一些情况下，它有可能进展为侵袭性癌症。因此，虽然原位癌本身可能并不严重，但它预示着患者有患癌症的风险，需要密切监测健康状况和治疗。

另一方面，有些医学专家主张将原位癌重新分类或更名，以避免对患者造成不必要的焦虑和恐慌。他们认为，将原位癌称为"癌"可能会让患者过度担心，并采取过度治疗措施，而这些治疗可能并不必要且有不良反应。因此，重新审视原位癌的分类和定义也是很有必要的。

> **划重点：** 原位癌在医学上被定义为一种癌前病变，其特点是癌细胞局限在原始被发现位置，并未侵入周围组织或扩散到其他部位。大家应辩证地认识原位癌：一方面，尽管它可能不具备典型癌症的侵袭性和转移性，但仍然具有潜在的危险性，可能进展为真正的癌症；另一方面，积极地去处理原位癌，可能是过度治疗。因此，对于怀疑为原位癌的患者，密切监测与适宜治疗非常关键。

★ 特别提醒 → 原位癌属于癌前病变，尚不具有转移及侵袭能力，患者不必过分恐慌，遵医嘱随访及治疗即可。

（呼吸与危重症医学科　张岩巍）

 什么是"五年生存期"

说起癌症时,大家常提及"五年生存期",这个术语意味着什么?它对癌症患者又有何意义?

什么是五年生存期

五年生存期是指癌症患者在被诊断患有某种类型的癌症后,存活至少5年。通常,医学领域将此作为评估治疗效果和预后的重要指标之一。如果患者在被诊断后存活超过5年,则可被认为是"五年生存期"幸存者。

选择5年作为衡量指标,主要是因为5年是个相对较长的时间段,足以显示出癌症治疗的效果。在这段时间内,医生和患者可以观察到患者的病情变化及治疗方案的有效性。此外,许多癌症在5年后的复发率显著降低,因此,5年成了评估癌症预后的合适时间窗口。

五年生存期有何意义

五年生存期对癌症患者和医疗团队都具有重要的意义:

❶ 评估治疗效果

五年生存期是评估治疗效果的重要指标之一。医生可以根据患者是否在5年内存活来判断治疗方案的有效性,并在必要时调整治疗策略。

❷ 提供希望和信心

对癌症患者来说,知道他们有机会成为五年生存期幸存者可以给予他们希望和信心,激励患者积极面对治疗过程,更好地应对癌症挑战。

❸ 预测预后

五年生存期可以帮助医生预测患者的预后。虽然并非所有患者都会按时达到这一指标,但五年生存期的数据可以作为预测患者生存率和复发率的参考依据。

❹ 研究和统计分析

在癌症研究领域,五年生存期数据是非常重要的。研究人员可以利用这些数据来分析不同治疗方法的效果、不同人群的生存率等，从而推动癌症治疗和预防的进展。

尽管五年生存期是一个重要的指标，但也需要注意以下几点：

❶ **个体差异**

不同类型的癌症以及不同患者之间存在巨大的个体差异。因此，五年生存期并不适用于所有患者，有些癌症类型的预后可能比五年生存期更好或更差。

❷ **治疗后复发风险仍存在**

一些癌症患者在完成治疗后仍可能发生复发。因此，即使患者在5年内存活，也不能完全排除癌症复发的风险。

❸ **无法评估新治疗方法的效果**

随着医学科技的不断进步，新的癌症治疗方法不断涌现。因此，五年生存期数据可能无法反映最新治疗方法的效果。

划重点： 五年生存期作为癌症治疗和预后评估的重要指标，为患者和医疗团队提供了重要的信息。然而，我们也应该意识到，这只是评估治疗效果和预测预后的指标之一，并不能完全代表患者的生存情况。因此，在癌症治疗过程中，我们需要综合考虑多种因素，制定个性化的治疗方案，以提高患者的生存率和生活质量。

★ **特别提醒** → 五年生存期对癌症患者和医疗团队都具有重要意义，愿所有癌症患者都能跨越五年生存期，实现长期生存。

（呼吸与危重症医学科　张岩巍）

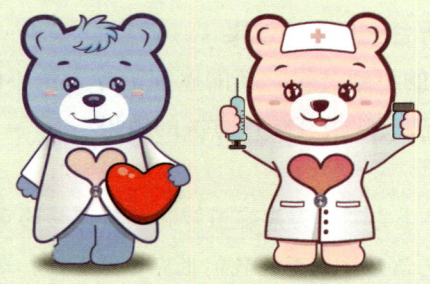

诊断篇

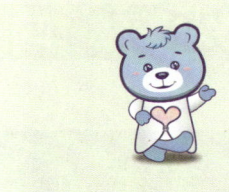
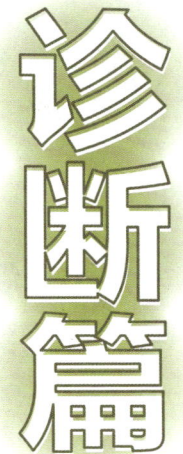
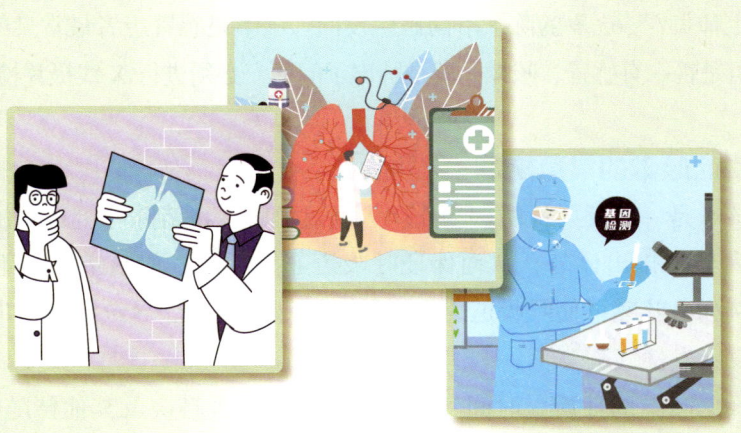

22　咳嗽不停，要不要"拍片"

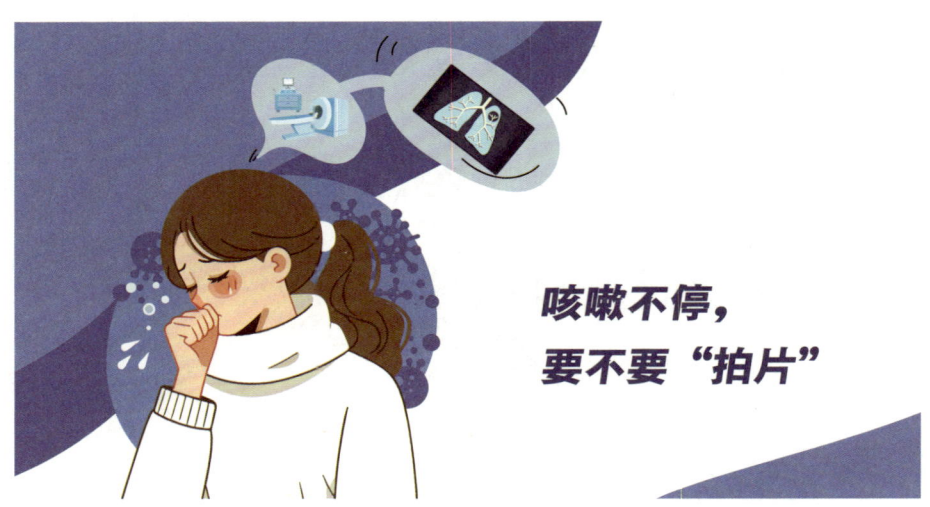

"医生，我前两天感冒了，最近几天咳不停，是不是应该拍个片看看有没有发生肺炎？"65岁的陈大爷向医生发问。咳嗽是感冒患者最常见的症状之一。但是否一有感冒、咳嗽，就是肺出了问题？必须进行X线摄片检查呢？

引起咳嗽的常见疾病

咳嗽是一种反射性防御动作。人通过咳嗽，可清除呼吸道分泌物、将气道内异物排出体外，从而保证呼吸道通畅顺滑。但咳嗽也有不利的一面。例如，咳嗽可使呼吸道感染扩散，剧烈咳嗽可能导致呼吸道出血，甚至诱发自发性气胸等。

根据咳嗽的性质、时间、规律、音色、是否咯痰及其他伴随症状等，可辅助诊断引起咳嗽的疾病。感冒后的咳嗽常为上呼吸道感染引起的干咳、刺激性咳嗽，部分患者伴有少量浓痰、发热等症状。如出现高热不退、胸痛、呼吸困难、大量浓痰等症状，需警惕呼吸道感染进一步扩散而引发肺部病变，如肺炎、支气管炎、支气管扩张、气胸及胸腔积液等。一般来说，上呼吸道感染经药物治疗后症状可在短期内缓解，无须进行X线摄片检查。那么，哪些情况需要进行 X 线摄片检查呢？

一是对症治疗后，感冒症状没有缓解，如咳嗽加剧，伴有高热不退、胸痛、呼吸困难、大量浓痰等。

二是经体格检查、实验室检查后，怀疑肺内有异常病变或胸腔积液等。

三是高龄患者用药后症状未消退，或合并基础疾病等。

肺部感染的影像学表现

多数感冒、咳嗽的患者不存在肺部感染的情况。肺部感染者的影像学检查可见肺内斑片状、多叶段渗出性病灶（图 5）；病情进展迅速者，可发展为双肺弥漫的渗出性病变或实变，个别患者还可发生胸腔积液、气胸等。

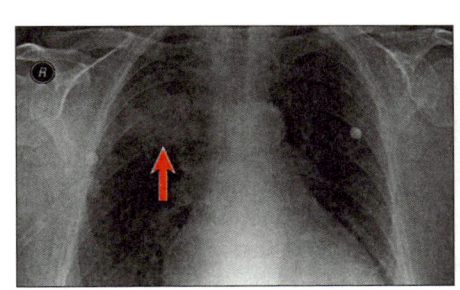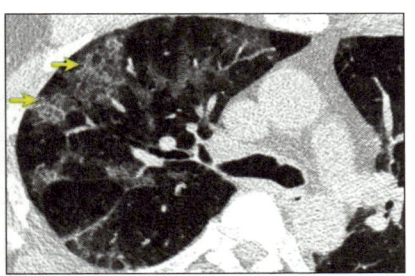

图 5　胸部 X 线摄片及 CT 检查显示右上肺叶多发斑片状磨玻璃影，边界不清，提示肺部感染可能大

划重点： 上呼吸道感染经药物治疗后，症状一般可在短期内缓解，不需要进行 X 线摄片检查。感冒加重者，经检查怀疑肺内有异常病变时，可进行 X 线摄片或胸部 CT 检查，以明确诊断。

★ **特别提醒** → 感冒时一直咳嗽，可先进行药物治疗，大多数患者可被治愈。若症状加重，可进行 X 线摄片检查。

（放射科　任　华）

23 走近肺功能检查

肺是重要的呼吸器官，也十分容易受外界各类毒素和垃圾的侵害。长期咳嗽不止、疼痛或胸闷时，医生通常会建议患者进行肺功能检查。那么，哪些人应该进行肺功能检查？肺功能检查怎么做？

肺功能检查用途广

肺功能检查是呼吸系统疾病的必要检查之一，对于早期检出肺、气道病变，评估疾病的病情严重程度及预后，评定药物或其他治疗方法的疗效，鉴别呼吸困难的原因，评估肺功能对手术的耐受力或劳动强度耐受力，以及对危重患者的监护等方面有重要的指导意义。此外，肺功能检查结果关系到患者能否及时手术，指导术前用药和术后并发症的防治。通常，以下 7 类人群需要进行肺功能检查。

❶ 有呼吸困难等症状者；

❷ 肺间质性疾病患者；

❸ 有慢性呼吸系统疾病家族史者；

❹ 有影响肺功能的危险因素（有慢性呼吸道症状，长期吸烟、长期接触有害气体颗粒，年龄＞40 岁，自幼反复呼吸道感染等）者；

❺ 指导治疗和随访疗效者；

❻ 有手术指征及需预测术后肺功能者；

❼ 劳动力鉴定者。

积极配合，完成检查

肺功能检查具有一定的特殊性，需要患者密切配合才能顺利完成。检查过程中，医生会通过口令和动作示范带领患者进行检查。有些项目需要用最大的力气、最快的速度"吹气"和"吸气"，有些项目需要轻轻地呼吸。患者是否配合直接影响了检查结果的准确性和科学性。

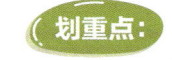**：**肺功能检查是呼吸系统疾病的常用检查方法之一，属于无创性物理检查方法，是评估人体呼吸功能必不可少的检查方法。

（肺功能科　王犇旻）

24 肺癌早期筛查，有哪些益处

随着医疗技术的不断发展，肺癌早期筛查逐渐成为治疗肺癌的关键措施之一。那么，肺癌早期筛查究竟带来了哪些好处呢？

益处 1：提高患者生存率

早期发现肺癌可使治疗的成功率大大提高。有研究显示，早期肺癌患者的五年生存率可高达 70% 以上，更早期的ⅠA期患者五年生存率甚至可以达到 90% 以上，而晚期肺癌患者的生存率则大幅降低。因此，通过定期的肺癌筛查，可以尽早发现患病迹象，采取有效的治疗措施，提高治愈的机会。

益处 2：减轻患者治疗负担

与晚期肺癌相比，早期肺癌的治疗费用低得多。早期诊断意味着患者可以接受根治性的治疗，如手术治疗，而不需要进行复杂的、周期更长的化疗或放疗。因此，通过早期筛查发现肺癌，可以避免患者和家庭承担巨大的经济负担。

益处 3：提高患者生活质量

肺癌是一种痛苦和折磨人的疾病，晚期患者常面临痛苦的症状和生活质量急剧下降。而早期发现肺癌可以避免这种情况的发生，患者可以尽早接受治疗，减少痛苦和不适感，保持良好的生活质量。

益处 4：增强公众健康和自我保健意识

通过宣传和推广肺癌的发病情况、肺癌早期筛查的重要性及作用，可以引导更多人关注居民的肺部健康状况，及时进行体检和筛查，从而及早发现潜在的健康问题。这不仅仅局限于肺癌，也包括一些慢性肺部疾病，从而采取有效的预防和治疗措施，保障自己的健康。

划重点： 肺癌早期筛查不仅有助于提高患者的生存率，减少治疗费用和负担，改善生活质量，还有助于增强公众的健康意识和自我保健意识。让我们重视肺癌早期筛查，保障自己和家人的健康。

★ 特别提醒 → 肺癌早期筛查益处多多，让我们行动起来！

（呼吸与危重症医学科　张岩巍）

25 何为肺癌筛查的最佳方案

肺癌是全球范围内发病率和死亡率都位居第一的恶性肿瘤，早发现、早诊断、早治疗对肺癌治疗及患者的生活质量至关重要，因此，肺癌筛查是预防和早诊、早治的重要手段。那么，什么样的检查才是最佳的肺癌筛查方案呢？还有哪些检查可以帮助医生做出更精准的诊断呢？

低剂量螺旋CT：肺癌筛查首选方法

低剂量螺旋CT（LDCT）检查是目前最常用、最推荐的肺癌筛查方法。相比于传统的X线摄片检查，低剂量螺旋CT扫描检查能够提供更为清晰的影像，且辐射剂量更低，减少了对患者的伤害。如果把肺比作一个"西瓜"，X线摄片检查就是给西瓜拍一张透视照，而低剂量螺旋CT检查则是从横截面将西瓜"切开"，一次拍摄几百张不同截面的肺部照片，每个横截面都看得清清楚楚，哪怕是几毫米的"结节"也无所遁形。

肺癌高危人群应重视定期的肺癌筛查，提高早期发现和治疗的机会，降低肺癌的发病率和死亡率。此外，筛查肺癌不是"一次性"工程，定期随访非常重要。尤其是肺癌高危人群，应定期进行肺癌筛查，密切监测肺部异常情况的变化，有助于及早发现潜在的病变，及时采取相应的治疗措施。

捕捉肺癌，手段多样

临床上，为更精准地判断肺癌的性质和阶段，除低剂量螺旋CT检查外，医生还会根据患者的风险因素、年龄、健康状况等，采取其他检查方法，主要有以下这些。

● **血液肿瘤标志物检测**：通过检测血液中的特定标志物辅助诊断肺癌。其中，最常用的标志物包括CEA（癌胚抗原）、CYFRA21-1（细胞角蛋白19片段）等。这些标志物的异常水平可能提示患者有患肺癌的风险。

● **支气管镜检查**：通过内镜检查气道和肺部组织的方法，直接观察到肺部的异常情况，对早期中央型肺癌的发现最具针对性，尤其适用于有症状的肺癌高危人群。在支气管镜检查过程中，医生还能对获取的组织样本进行病理检测，帮助诊断肿瘤的性质及分型，为后续治疗方案的制定提供重要依据。不过，无症状的患者不宜将支气管镜作为肺癌的筛查方式。

● **PET-CT（正电子发射计算机断层扫描）**：PET-CT结合了CT和正电子发射断层扫描的优势，可提供更精确的肿瘤定位和代谢信息。PET-CT对评估肺部异常病变的良恶性具有较高的准确性，并评估肺癌的分期和转移情况。

划重点： 肺癌筛查的最佳方案为低剂量螺旋CT检查。一旦发现"肺结节"，应根据检查结果进行分类管理，并定期随访。如需进一步明确"肺结节"的性质，还有血液肿瘤标志物检测等方法可以提供帮助，以提高肺癌诊断的准确性，为后续治疗提供重要依据。

★ 特别提醒 → 让我们重视肺癌筛查，定期随访，做好健康的第一责任人！

（呼吸与危重症医学科　张岩巍）

26 哪些人应筛查肺癌

哪些人群应进行肺癌筛查呢?如果您的年龄大于45岁,且合并以下任一危险因素,请引起重视,养成肺癌筛查意识和习惯。

人群 1:吸烟者

吸烟是导致肺癌发生的主要危险因素之一。所有吸烟者,无论长期吸烟还是短期吸烟,以及吸烟量多或少,都应定期进行肺癌筛查。长期吸烟者的肺癌发生的风险较高,宜每年进行一次低剂量螺旋CT检查,早期发现潜在的肺部异常。

人群 2:被动吸烟或环境油烟接触史者

在亚洲人群中,非吸烟女性的肺癌发生率显著高于欧美人群,可能与二手烟暴露和厨房等场所的环境油烟暴露有关。研究分析显示,二手烟暴露会显著增加肺癌发生风险。炒、炸等烹饪方式产生的厨房油烟可导致DNA损伤或癌变,是中国非吸烟女性罹患肺癌的危险因素之一。

人群 3:肺癌家族史者

家族中有肺癌病史,尤其是一级亲属(父母、兄弟姐妹等)患有肺癌者,其患肺癌风险将显著增加,更应该重视肺癌筛查。

人群 4:有肿瘤史者

既往罹患其他恶性肿瘤者可能携带异常基因突变,基因突变可增加肺癌的发生风险。

人群 5:高危职业从业者

暴露于致癌物质的从业人员,如矿工、焊工、化工厂工人等,为肺癌的高危人群。他们在工作中可能因长期接触到各种有害化学物质,增加了罹患肺癌的风险。

人群6：有慢性肺部疾病史者

慢性阻塞性肺疾病、肺结核和肺纤维化等慢性肺部疾病患者的肺癌发病率高于健康人群。支气管肺组织的慢性炎症及其在愈合过程中的鳞状上皮化生或增生可能发展成肺癌。因此，有慢性肺部疾病者也应定期进行低剂量螺旋CT检查。

划重点： 提高肺癌治愈率的根本是早期筛查、早期诊断、早期治疗，因此，年龄大于45岁且合并高危因素的人群，都应该定期进行肺癌筛查。通过及时的筛查和早期治疗，可以有效治疗和管理肺癌，为健康和长寿打下坚实基础。

★ **特别提醒** → 行动起来，对照高危因素，及时进行肺癌筛查，并劝导身边"符合条件"的亲朋好友参与筛查。关爱健康，从我做起。

（呼吸与危重症医学科 张岩巍）

27 低剂量螺旋CT，肺癌早期筛查的"好伙伴"

肺癌早期筛查、早期诊断、早期治疗对于改善肺癌患者的预后至关重要。哪些人需要进行早期筛查？肺癌筛查的影像学检查怎么选？

早期筛查，有利预后

2020年全球肺癌发病率和死亡率分别位居所有癌症的第2位和第1位。我国是肺癌大国，肺癌发病率、死亡率均高居癌症榜首，生存状况不容乐观（图6）。

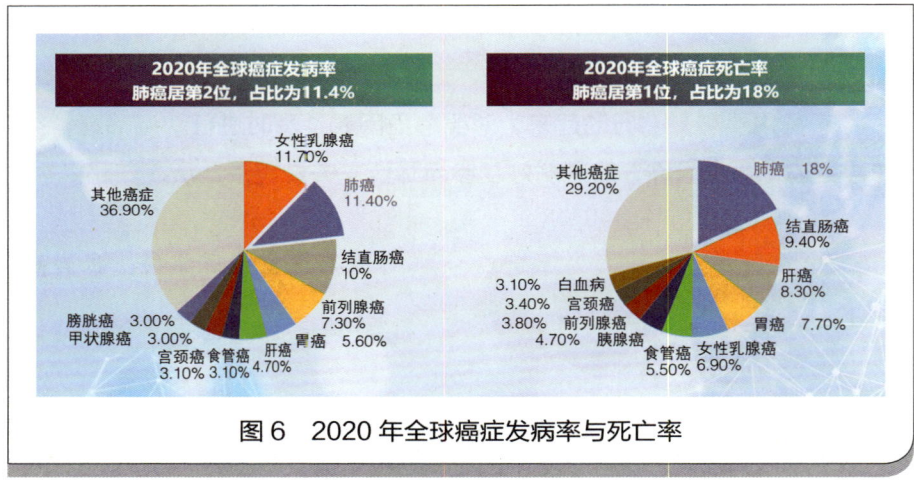

图6　2020年全球癌症发病率与死亡率

肺癌的生存与分期密切相关，分期越早，预后越好，Ⅰ期肺癌患者的五年生存率较高。因此，肺癌筛查和早期诊断对于改善患者预后、降低肺癌死亡率具有重要意义。

哪些高危人群需要做肺癌筛查

❶ 年龄45岁及以上；
❷ 具有下列条件之一：

- 吸烟史：吸烟≥20包/年（每天吸烟包数×吸烟年数）或被动吸烟≥20年，若已戒烟，戒烟时间不超过5年；
- 有长期职业致癌物暴露史：长期接触氡、砷、铍、铬及其化合物，石棉、氯甲醚、二氧化硅，以及焦炉逸散物和煤烟等致癌物；
- 一级、二级亲属患肺癌，且吸烟≥15包/年或者被动吸烟≥15年；
- 如果某些肺癌高发地区有其他重要的危险因素，也可作为筛选肺癌高危人群的条件。

值得注意的是，不吸烟的女性存在被动吸烟、烹饪油烟以及空气污染等肺癌高危因素。而且，早期腺癌好发于女性，故不吸烟的女性也应积极进行肺癌早期筛查（图7）。

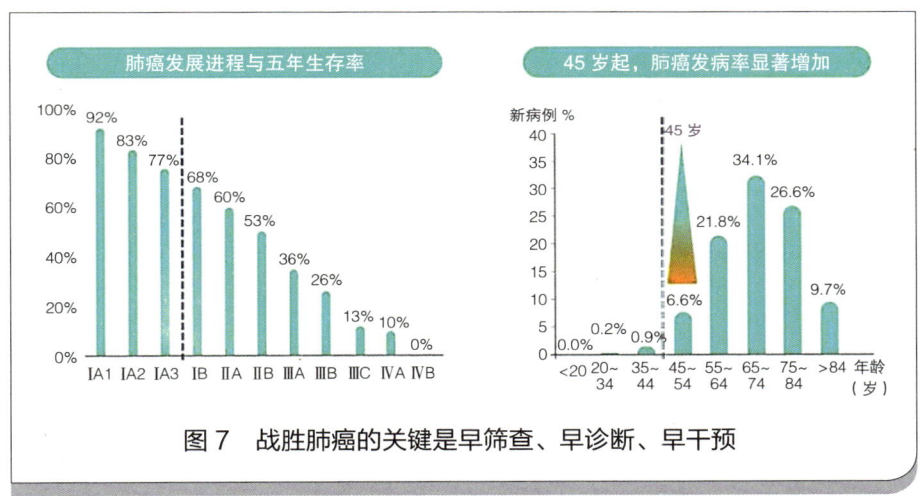

图7 战胜肺癌的关键是早筛查、早诊断、早干预

肺癌筛查的影像学检查，怎么选

- **X线胸片**：透射成像，会将肋骨、肩胛骨、肺门、纵隔等结构重叠在一起，对发现早期病变有局限性，加之分辨率低，难以"捕捉"早期肺癌。因此，肺癌筛查不宜选择进行胸部X线摄线检查。
- **低剂量螺旋CT**：具有剂量低、简便、易行、廉价、损伤少、灵敏度高等优点，是高危人群筛查肺癌的可靠手段，也是目前最推荐的方法。

划重点： 高危人群的筛查周期为每年1次，初始筛查阳性者应遵医嘱进行跟踪管理。筛查过程中，使用薄层CT的DICOM格式联合人工智能深度挖掘分析，可辅助提高筛查精准度。

★ 特别提醒 → 低剂量螺旋CT是肺癌早期筛查的好伙伴。

（放射科　任　华）

28 低剂量螺旋 CT 与普通 CT，怎么选

"医生，我前段时间进行了早期肺癌手术，如今到了手术后复查的时间，医生给我开了普通 CT 的检查单。可我听说，低剂量螺旋 CT 的辐射剂量比普通 CT 低，它们有什么区别？"45 岁的陈女士问。临床上，和陈女士有相同疑问的患者不在少数。

低剂量螺旋 CT 与普通 CT 有何不同

低剂量螺旋 CT 和普通 CT 都属于 CT 扫描技术，但它们采用不同的扫描方案，且用途大不相同（图 8）。

● **低剂量螺旋 CT：** 具有剂量低、简便、易行、廉价、损伤少、灵敏度高等优点。

扫描方案：层厚 5 毫米，由肺尖扫描至肺底，可以重建成薄层 CT。

用途：适合作为高危人群肺癌筛查的可靠检查手段。它的图像分辨率偏低，主要用于肺部疾病的早期发现，也适用于儿童等特殊人群。

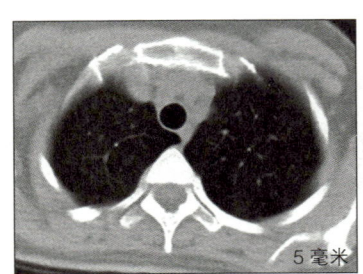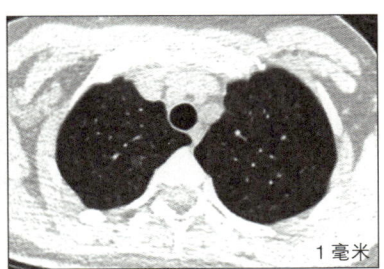

图 8　相比于厚层 5 毫米，薄层 1 毫米层厚更有助于显示肺结节的细节特征

● **普通 CT：** 相对于增强 CT 而言，是医院常规使用的 CT。

扫描方案：层厚 5 毫米，由肺尖扫描至肺底；可以重建成薄层 CT。然而，普通 CT 比低剂量螺旋 CT 的辐射剂量高，采用高分辨力算法重建，图像分辨率比低剂量螺旋 CT 高，图像质量更好。可以通过算法提高图像空间分辨

率，从而更好地显示结节—肺界面及其邻近改变，有助于进一步明确诊断。

用途：常用于肺部病变的早期诊断，即在发现"肺结节"后进一步诊断结节性质时使用。

诊断肺癌的其他影像学检查

除上述两种 CT 扫描技术外，薄层 CT 扫描、靶扫描等技术也常适用于肺结节的扫描及诊断。

- **薄层 CT：** 扫描方案为层厚 < 2 毫米，通常是 1 毫米，其他参数同普通 CT。在多层 CT 条件下，此种薄层 CT 实际上与普通 CT 同时进行。即在常规 CT 基础上利用同一扫描数据进行薄层图像重建。好比是"切西瓜"，原本是隔开 5 毫米扫描一次，用了薄层扫描后变成 1 毫米扫描一次。

- **靶扫描：** 靶扫描是一种窄准直（保持光线是平行的）与小扫描野相结合的扫描技术，关键在于扫描视野缩小，而分辨率提高了。好比将照片的局部放大，让细节变得更清晰。靶扫描除了提高空间分辨率外，其他特点与普通 CT 相同。

> **划重点：** 低剂量螺旋 CT 是高危人群肺癌筛查的可靠检查手段，普通 CT 通常可用于肺部病变的诊断。

★ 特别提醒 → CT 扫描有多种方案，大家可以"按需选择"。

（放射科　任　华）

29 增强CT"看"肺结节更清楚吗

一日,门诊来了一位近80岁高龄的阿婆,她向医生提出了特殊要求:听说增强CT可以将结节"看"得更清楚,我也想进行一次增强CT检查,看看我的肺结节有没有变化。那么,增强CT和普通CT有哪些区别呢?

什么是增强CT

增强CT是CT检查的一种,通过向静脉血管推注造影剂,照亮动静脉和有血供的组织,与周围其他组织形成明显界限,通过观察病变部位是否有血供及不同的强化特征,从而明确病变性质。

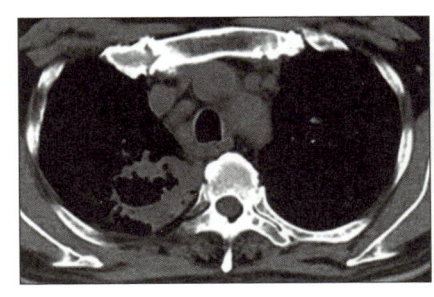
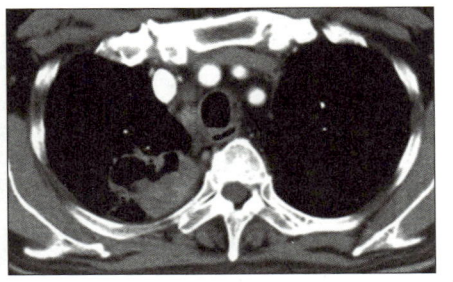

通常,增强CT适用于肺部有较大结节或肿块者。另外,怀疑纵隔肿瘤或肺门、纵隔淋巴结肿大时,也应进行增强CT检查。因为人体肺门、纵隔大血管与淋巴结的密度相似,常规CT检查常难以区分,增强CT可"一显身手"。此外,增强CT还常用于心血管疾病的诊断,可以观察到血管病变情况,根据血管管壁及血流是否分叉,判断是否存在主动脉粥样硬

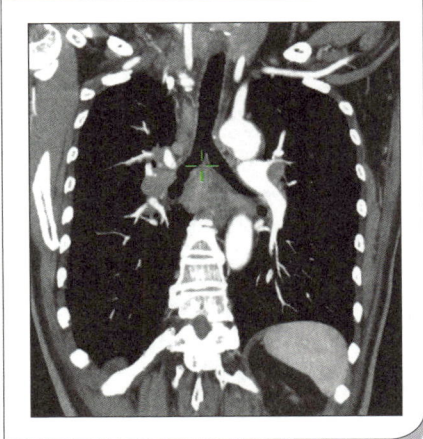

化，以及是否出现夹层、破裂等情况。

做增强 CT 前，须知哪些事

增强 CT 检查中使用的造影剂可能引起部分患者发生不良反应，如过敏反应、肾脏损害和甲状腺功能异常等。其中以过敏反应最常见，患者可有皮肤瘙痒、呕吐、荨麻疹、水肿，甚至休克、惊厥、昏迷等症状。肾毒性主要发生于肾功能不全患者。甲状腺功能异常较少见，患甲状腺疾病者的发生风险更高。

进行增强 CT 检查前，患者须向医生如实讲述既往病史；检查时积极配合，如果有不适，须及时告知医务人员。

划重点： 增强 CT 是 CT 扫描技术的一种类型，应合理使用，避免滥用。

（放射科 任 华）

30 读懂胸部 CT 检查报告

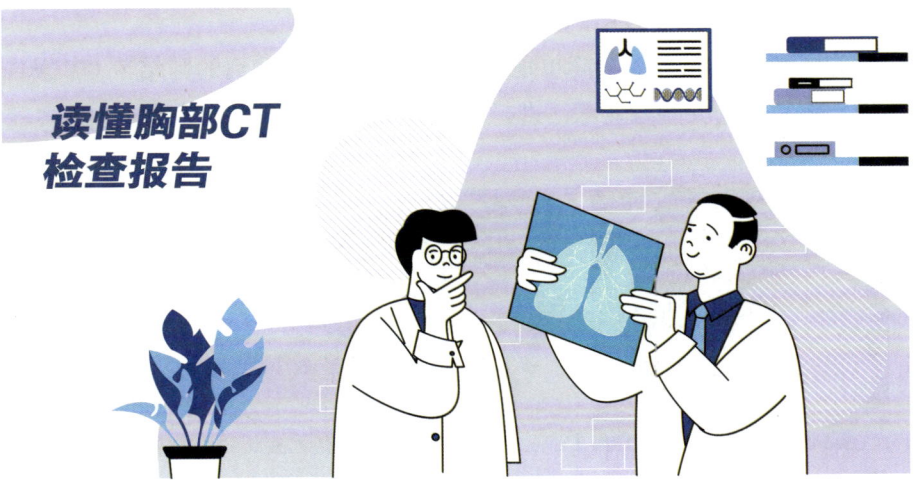

在胸部 CT 检查报告中，往往有一些描述较为专业，常让没有医学背景的人们感到困惑，甚至产生不必要的忧虑。究竟该怎样读懂胸部 CT 检查报告中的内容呢？

四步走，看懂 CT 检查报告

- 第一步：核对基本信息。患者和家属拿到 CT 报告后，应该核对基本信息（姓名、性别、检查部位）是否吻合。如有不一致，需要及时联系放射科工作人员。
- 第二步：确认检查方法。确认报告中的检查方法，其中主要是 CT 扫描的技术方法及相关参数，如平扫、增强、层厚等。
- 第三步：阅读影像表现描述部分。放射科医生会记录在 CT 片子中发现的情况，包括正常和异常的表现。医生将根据图像，对病灶的大小、密度、形态、边界等进行客观描述，这段描述内容专业性较强，患者和家属不容易理解，却是诊断的关键依据所在。
- 第四步：阅读影像诊断。诊断通常比较简短，是放射科医生根据上述影像表现结合自己的专业知识出具的诊断结论,有时具有倾向性及主观性,可给予患者部分诊疗建议。

解读 CT 检查报告中的"健康密码"

为了帮助大家有效、简单地阅读报告,以经常看到的肺结节 CT 报告为例,将其中的一些专业术语进行讲解(图 9)。

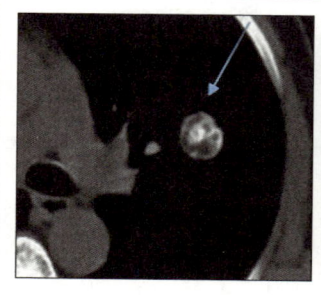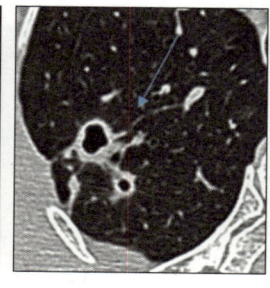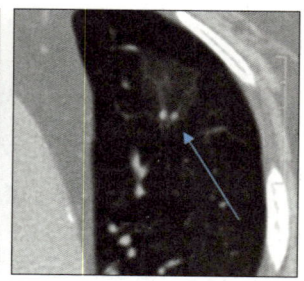

图 9　左图显示左肺上叶结节,可见钙化及脂肪密度,提示错构瘤可能大;
中图显示左肺上叶不规则空洞性病灶,洞壁厚度较均匀,内外壁光滑,提示结核性空洞可能大;
右图左肺上叶磨玻璃影,边界不清,随访后消失,提示炎性病变可能大

❶ 解剖结构

● **肺叶**:右肺有上、中、下三个肺叶,左肺有上、下两个肺叶,叶和叶之间的组织为叶间裂。可以将肺想象成一个橘子,每片肺叶就是一个橘子瓣,瓣与瓣之间有薄膜分隔。

● **肺段**:每个叶又分为不同的段,左、右肺各有 10 个肺段。

● **纵隔**:两肺间的间隙含有心脏、主动脉、肺动脉及静脉等血管结构。

❷ 提示良性的常见词汇

● **钙化**:局部组织内钙盐沉积所致,多见于良性病变,但少数肺癌也可见钙化。

● **条索影**:一般为炎性病变在愈合过程中,纤维成分形成的瘢痕,也可以是肺韧带的表现。可以将其想象成皮肤上的磕碰痕迹,不必谈"影"色变。

● **肺大疱、空洞**:肺部一类含气的空腔病灶。多见于慢性支气管炎、肺气肿患者，可有结核性空洞、癌性空洞等。

● **磨玻璃影**：主要为边界不清的磨玻璃密度增高影，无明确大小界限，多见于炎性病变。

● **树芽征**：主要由肺远端的细小支气管扩张、管壁增厚或管腔阻塞所致，形同树芽。常见于感染、吸入性肺炎、闭塞性细支气管炎等。

● **斑片影**：多由感染引起的局灶性密度增高影，边界不清。常见于肺炎、肺结核等感染性疾病。

❸ 提示恶性可能的常见词汇

● **磨玻璃结节**：边界清晰的磨玻璃密度增高影，内部可见血管及支气管等正常背景结构。持续存在的磨玻璃结节多提示早期肺癌可能。

● **分叶征**：由肿瘤向各方向生长速度不同所致，或生长过程中受血管或支气管阻挡所致。

● **胸膜凹陷征**：肿瘤牵拉邻近的胸膜，胸膜凹陷形成典型的喇叭口状。

● **毛刺征**：自肿瘤边缘向外周伸展的短而有力的放射状线条影。

❹ 影像报告上常见英文缩写

● "AAH" 代表非典型腺瘤样增生；

● "AIS" 代表原位腺癌；

● "MIA" 代表微浸润腺癌；

● "TB" 代表结核病；

● "GGO" 代表磨玻璃影；

● "GGN" 代表磨玻璃结节。

划重点： 非医学专业人士在阅读胸部CT检查报告时，应着重阅读简短的影像诊断部分，从而基本了解检查结果。

★ **特别提醒** → 在拿到胸部CT检查报告时，一方面要关注报告中的重点信息，关注自身健康；另一方面应遵医嘱及时就诊与复查。

（放射科 任 华）

31 一次查全身,认识PET-CT

随着社会的进步与发展,越来越多人更注重自身健康,定期体检成了人们生活的一部分,但眼花缭乱的检查项目常让人摸不着头脑。其中,PET-CT经常被人提及,却少有人真正了解其作用。

什么是PET-CT检查

PET-CT是一种利用放射性核素及核技术进行诊断、治疗及研究疾病的影像学技术,它结合了正电子发射断层扫描(PET)和X线计算机断层扫描(CT)两种技术,可以在一次检查中完成对全身的扫描。

检查前,患者须静脉输注同位素示踪剂(为葡萄糖的类似物,$^{18}F-FDG$)。检查将利用PET技术检测"示踪剂"在体内的分布情况。由于癌细胞代谢活性高,会掠夺性地摄取体内的营养物质,而葡萄糖是人体细胞能量的主要来源之一。因此,恶性肿瘤摄取的葡萄糖远远高于其他正常组织。PET-CT可以检测到恶性肿瘤细胞对示踪剂的异常摄取,从而发现病变。通常,患者在以下几种情况下需要进行PET-CT检查:

- 诊断及鉴别肿瘤的良恶性;
- 在肿瘤治疗前进行分期,治疗后评估疗效;
- 怀疑肿瘤存在复发或转移等情况;
- 寻找不明原因转移瘤的原发灶;
- 对不明原因发热或肿瘤指标异常而疑似患有肿瘤者的筛查;
- 协助放射治疗,勾画放疗生物靶区。

PET-CT检查不是"万能钥匙"

相较于B超、CT、磁共振等传统的影像学检查,PET-CT是一种结合功能和解剖于一体的成像方式,对早期发现病灶及指导临床治疗具有显著优势,但PET-CT并不能查出所有恶性肿瘤。大部分恶性肿瘤的葡萄糖代谢增高，但少部分恶性肿瘤，如肝细胞肝癌、肾透明细胞癌等，对葡萄糖的低代谢特征可导致显像"假阴性"；一些感染性病变（如结核分枝杆菌、真菌等）也会有较高的代谢摄取而被误认成为恶性肿瘤病灶，导致显像"假阳性"。另外，正常脑组织的葡萄糖代谢很高，故 PET-CT 对神经系统病变的检出效果存在一定局限性。

确诊肿瘤是一个复杂的过程，并非一个 PET-CT 便可解决所有问题。每项检查都有其优势，如内镜检查对食道、胃、肠等空腔脏器的观察更直观；磁共振对于神经系统和软组织病变更敏感；超声检查可以看到表浅器官（如甲状腺、乳腺等）内病灶的血流、包膜侵犯和微小钙化等情况。因此在疾病诊断时，医生常需要结合不同检查结果才能得出结论，任何一项影像学检查都不是 100% 准确的，病理检测才是确诊肿瘤性质的"金标准"。

PET-CT 检查安全吗

PET-CT 造成的辐射主要来源之一是显像剂，但其辐射非常弱（图10），对人体影响较小（相当于一次腹部或盆腔平扫 CT 检查的剂量），大部分显像剂在数小时内经尿液排出体外，受检者不必过于恐慌。进行 PET-CT 检查前后，患者需做到以下几点：

- 检查前至少禁食 6 小时，可以饮水；
- 糖尿病患者当天需停用降糖药；
- 检查前保持安静，减少活动；
- 检查时不佩戴饰品，避免穿戴具有金属拉链、扣子等的服饰；
- 检查前一周内曾接受钡剂造影类检查可影响显像结果，须提前告知医生；
- 检查结束后多喝水、多排尿；
- 24 小时内尽量避免与孕妇及婴幼儿接触。

答"肺"所问

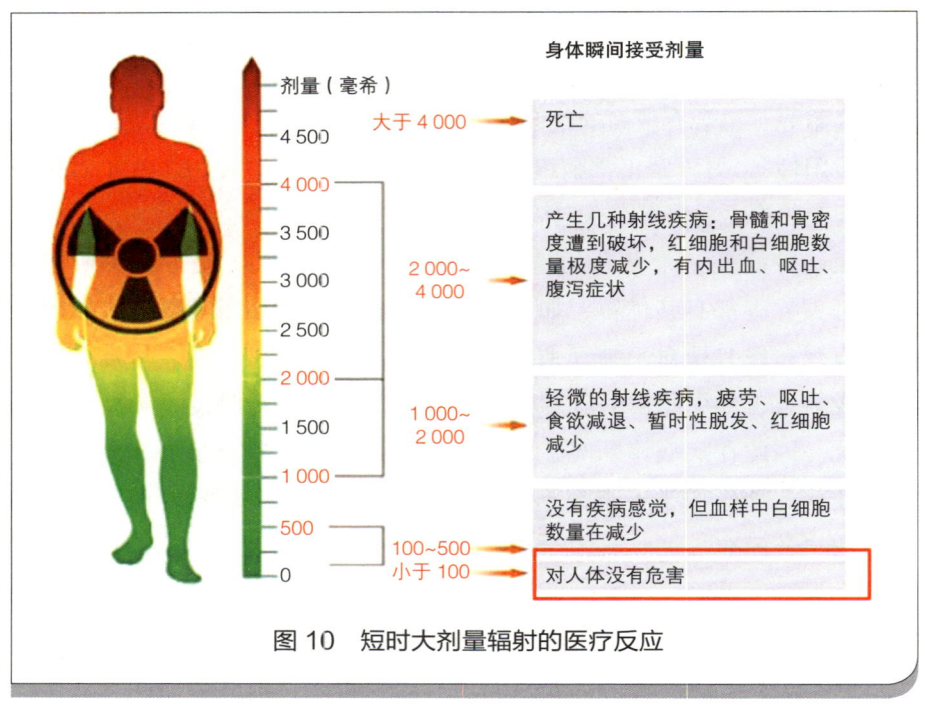

图10 短时大剂量辐射的医疗反应

划重点： PET-CT 对诊断肿瘤、鉴别良恶性、明确分期等方面具有重要作用。

★ 特别提醒 → 确诊肿瘤是一个复杂的过程，PET-CT 是其中的一种检查方式，其辐射弱，对人体影响较小，无需谈"辐"色变。

（核医学科　严　卉）

32 PET-CT是肺癌患者的"标配"吗

常有肺癌患者表示疑惑：同样是肺癌，为什么有些人不用进行PET-CT检查？什么情况需要进行PET-CT检查呢？

哪些肺癌患者需要做PET-CT检查

不是所有的肺癌患者都需要进行PET-CT检查。但在某些情况下，PET-CT检查能帮助医生更准确地进行鉴别诊断。例如：需要寻找原发病灶的癌症转移者；术前分期困难者；怀疑患者发生癌症远处转移者；放射治疗前，需要进行靶区勾画者；手术后随访发现肿瘤指标物水平升高，且找不到原因者；难以判断是否为癌症复发者；治疗过程中监测肿瘤治疗效果者；等等。

CT、磁共振检查能替代PET-CT吗

传统影像技术（如CT、磁共振等）一般进行局部扫描，而PET-CT可以一次完成全身扫描。此外，PET-CT检查不仅可以对病灶进行诊断与鉴别诊断，还可以评估全身情况，指导医生制订下一步诊疗计划（图11）。

有患者问，进行PET-CT全身检查后，是否无须进行其他检查了？答案是否定的。内镜检查更擅长检查食道、胃、肠等空腔脏器的情况；磁共振更擅长检查神经系统和软组织情况；超声检查更擅长检查甲状腺、乳腺等表浅器官。PET-CT检查中发现异常者，仍须进行其他影像学手段，病理检测仍是明确肿瘤性质的"金标准"。

有些患者在治疗一段时间后会再次进行PET-CT检查，其目的是评估治疗疗效，对病变进行再分期，有助于医生及时调整治疗方案。

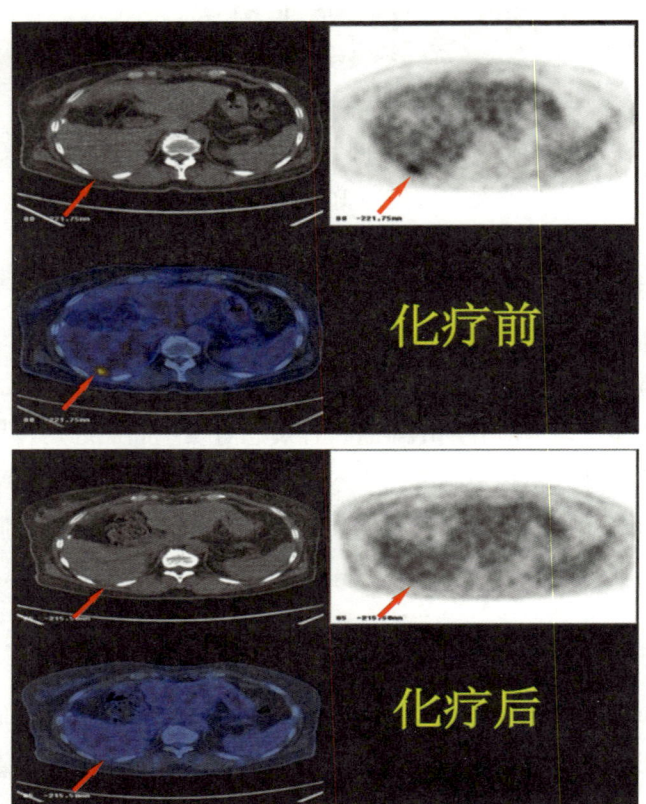

图 11　化疗前（上图），肝右叶病灶高代谢活性；化疗后（下图），肝右叶病灶代谢活性降低

划重点： 不是所有肺癌患者都需要进行 PET-CT 检查，但对部分患者而言，PET-CT 检查不仅可以为医生对病灶进行诊断与鉴别诊断、评估全身情况提供依据，还有助于指导下一步诊疗计划。

（核医学科　严　卉）

33 肿瘤早期筛查，可以做 PET-CT 吗

最近总感觉不舒服，是不是身体出了什么问题？有没有什么检查项目可以检查全身呢？做 PET-CT 有用吗？

哪些情况适合做 PET-CT 早癌筛查

不同的肿瘤有各自首选的早期筛查方法，如肺癌筛查首选低剂量螺旋CT 检查。如果首选方法不能明确诊断，尤其是遇到以下情况，患者可以考虑做一次 PET-CT，帮助明确诊断：

- 不明原因的发热或肿瘤指标异常，疑似为肿瘤患者；
- 体检时发现占位，怀疑患恶性肿瘤者。

PET-CT 显示糖代谢阴性，能排除患肿瘤吗

PET-CT 可以筛查出糖代谢活跃的肿瘤。部分对糖类显像剂摄取程度较低，或直接不摄取的特殊病理类型的恶性肿瘤，如脑低级别胶质瘤、肺黏液腺癌、高分化肝细胞癌、肾透明细胞癌及部分前列腺癌等，在图像上一般没有异常"浓聚灶"。因此，当 PET-CT 呈阴性，但临床证据仍高度怀疑恶性肿瘤时，需结合其他影像学检查结果综合判断，必要时可行病理活检。

PET-CT 可以成为体检的"附加项"吗

PET-CT 作为一次全身检查的项目，虽然可以节约时间，但仍存在一定辐射，且价格相对高。因此，健康人群进行体检时，没有必要进行 PET-CT 检查。当高度怀疑有肿瘤性病变时，可在医生建议下按需进行 PET-CT 检查。

划重点： PET-CT 可以作为肿瘤明确诊断的手段之一，大家应根据实际情况遵医嘱进行该检查。

（核医学科　严　卉）

34 PET-CT 的辐射有多大

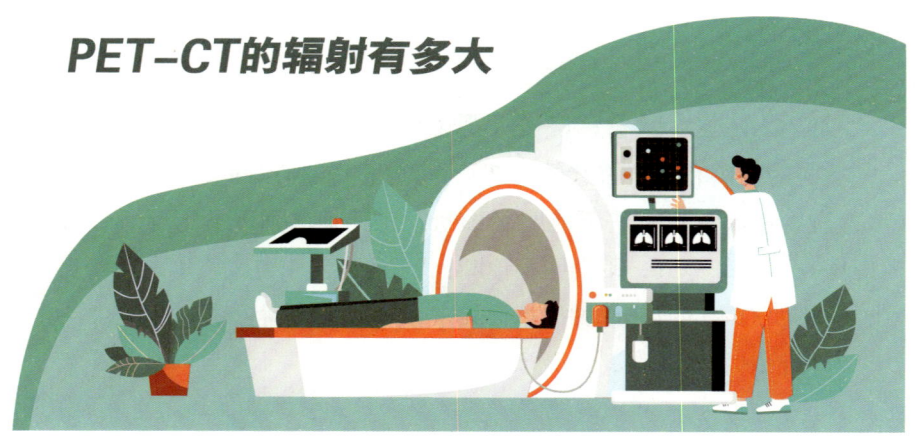

PET-CT的辐射有多大

做一次 PET-CT 的辐射量究竟有多大？对人体伤害大吗？做检查要注意些什么？对家属影响大吗？如何保护家属安全？

核医学检查辐射的来源

人类无时无刻不在接受天然电离辐射，每个人平均辐射剂量约 2.4 毫西弗，有些地区的天然辐射远高于均值。例如：宇宙射线产生的辐射为 0.4 毫西弗，地面 γ 射线产生的辐射为 0.5 毫西弗，食物产生的辐射为 0.3 毫西弗，吸入物（主要是室内氡）产生的辐射为 1.2 毫西弗，由于照射量小，人们已经适应日常生活中的辐射，且它们不会影响身体健康。

PET/CT 检查的辐射来源主要包括放射性药物和 CT 检查两部分。CT 检查一般使用全身低剂量 CT，一次全身 PET/CT 检查的辐射剂量总体约为天然辐射的 4～6 倍，低于进行一次腹部增强 CT 检查的辐射剂量。

举个例子：受检者开始显像的时间为注射药物后 1 个小时左右，结束显像时间多为注射后 2 个小时，刚刚检查完的患者对其周围 1 米人群的辐射剂量约等于乘坐 1 小时飞机的辐射剂量。目前，公众的辐射年剂量限值为 1 毫西弗 / 年，意味着与刚接受完 PET/CT 检查的患者距离 1 米接触 100 小时才会超过辐射剂量的限值。

PET-CT 使用的放射性 ^{18}F 的物理半衰期是 109 分钟，且衰变的速度比 ^{99}Tcm-MDP 快，主要采用时间防护方式防辐射。正常来说，在 18 小时（约等于 10 个半衰期）后，患者体内的残留放射性剂量已经是安全剂量了。

如何降低 PET-CT 检查的损害

❶ 普通人

- **时间防护**：受照剂量与受照时间成正比。如果必须接触受检者，那么就加快接触效率。
- **距离防护**：剂量率与离开源的距离的平方成反比，离受检者远一些，辐射剂量会降低不少。
- **屏蔽防护**：墙壁、家具都能阻挡射线。

❷ 受检者

检查时，受检者应配合医生的指令，尽量减少重复采集带来的 CT 辐射；

检查后，多饮水、多排尿，及时将显像剂排出体外。食用以下食物也对降低检查损伤有一定作用，如蜂蜜、黄芪、香菇、黑木耳、茶叶、卷心菜、胡萝卜等。

> **划重点：** PET-CT 检查虽有辐射，但对人体是安全的，受检者可以放心地接受检查。

（核医学科　严　卉）

35 肿瘤标志物异常，一定患癌了吗

小美整日忙于工作与生活，终于在一天停下了匆忙的"脚步"，原来这天，她收到了自己的体检报告，肿瘤标志物检测结果出现了红色箭头。她急忙来到医院就诊：肿瘤标志物异常就是患了癌吗？答案是不一定。

什么是肿瘤标志物

肿瘤标志物是指特征性存在于恶性肿瘤细胞，由肿瘤细胞产生或由宿主受到肿瘤刺激产生的物质，这些物质能够反映肿瘤的发生、发展，并监测肿瘤对治疗的反应。简单地说，肿瘤标志物是肿瘤在人体内"生活"的痕迹，可以通过血清检测到。

常见的肿瘤标志物有哪些

常见的肿瘤标志物包括糖类抗原125（CA125）、糖类抗原242（CA242）、糖类抗原50（CA50）、鳞状上皮细胞癌抗原（SCCA）、细胞角蛋白片段19（CYFRA21-1）、神经元特异烯醇化酶（NSE）、癌胚抗原（CEA）、甲胎蛋白（AFP）、前列腺特异抗原（PSA）等。其中，CEA、CA125、NSE、SCCA、CYFRA21-1是常见的肺癌标志物。肿瘤高危人群（如长期接触致癌物、生活在癌症高发区、有癌症家族史者等）建议进行肿瘤标志物检测。

别被肿瘤标志物异常吓破胆

引起肿瘤标志物指标升高的原因众多，其中有些与肿瘤无关。以CA125为例，子宫内膜异位症、盆腔炎、卵巢囊肿、胰腺炎、肝炎、肝硬化、肺炎、结核等，均可能使CA125不同程度升高。其次，CA125是卵巢癌的标志物，但肺癌患者也可出现CA125升高，且其阳性率随肺癌分期进展而显著升高。因此，虽然肿瘤标志物检测是诊断肿瘤的重要手段，但不能仅凭某一项肿瘤标志物异常就断定患了某种癌症。

划重点： 肿瘤标志物异常不一定意味着患了癌症。发现检查报告上出现"红色箭头"，不要惊慌、不可忽视，应及时就医，查清肿瘤标志物升高的原因。

★ **特别提醒** → 及时就医让心安，健康饮食勤锻炼，强大的免疫力是关键。

（病理科 高成英）

36 穿刺活检该何时"上场"

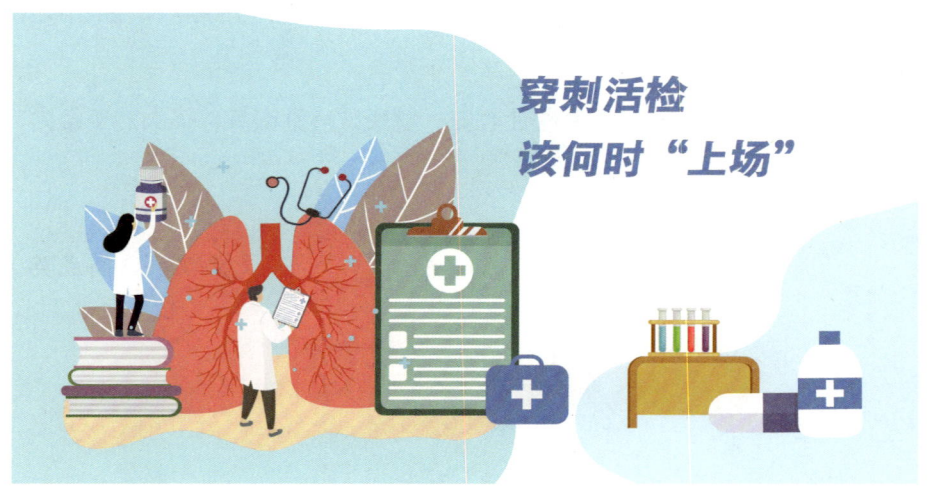

一日，张阿姨在洗澡时意外发现自己的颈部有一个肿块，对此，她感到无比焦虑，害怕自己患了肿瘤，赶紧来到医院就诊。经过一番检查，医生认为张阿姨的颈部肿块为淋巴结肿大。由于炎症、肿瘤、血液系统疾病等均可引起淋巴结肿大，所以医生建议张阿姨进一步行穿刺活检，以查明病因。张阿姨一头雾水：什么是穿刺活检？

哪些情况会导致淋巴结肿大

- 细菌、病毒感染：如牙龈炎、扁桃体炎等引起相应淋巴结肿大，这种细菌感染所致的淋巴结肿大，通常随着炎症好转，肿大的淋巴结可自行恢复正常。另外，结核分枝杆菌感染也是引起淋巴结肿大的重要原因。
- 恶性肿瘤转移。
- 血液系统疾病，如淋巴瘤等。

穿刺活检，诊断良恶性的"金标准"

鉴别淋巴结良恶性的首选方法是超声检查。通过观察淋巴结的大小、结构、形状、边界、血流等特征综合判断。良性淋巴结常表现为：淋巴结短径在 10 毫米以下、淋巴结结构正常、形状为椭圆形或肾形、边界清楚、血流显示大多是中心血流。其次，病理穿刺活检是诊断淋巴结良恶性的"金标准"。为患者进行局部麻醉后，由超声实时引导，医生根据需要，用细针或粗针经体表穿刺目标淋巴结，获取高质量的细胞学或组织学标本，然后进行病理检测和诊断。穿刺活检的优缺点如下：

● **优点**：安全便捷，整个过程几分钟即可完成；创伤小，体表仅有一个针眼；取材方便、可反复取材，满足病理学诊断取材要求。

● **缺点**：有时可因取材不足而出现假阴性的结果，需多次穿刺活检以明确病理诊断及分型。

怀疑淋巴结恶性倾向时应尽早做淋巴结穿刺，及时区分淋巴结性质，对正确诊断、及时治疗和预后非常重要。

划重点：淋巴结肿大在临床上非常常见，病因多种多样，良性的肿大淋巴结无需特别处理，在医生指导下定期随访即可；怀疑恶性淋巴结可能者，应尽快进行穿刺活检，以明确诊断。

★ 特别提醒 → 淋巴结肿大莫慌张，尽快就医查原因，穿刺活检辨真假。

（超声科　杜丽丽）

37 经皮肺穿刺活检与支气管镜活检，怎么选

在肺部疾病的诊断中，经皮肺穿刺活检（TPTNB，简称"肺穿刺"）和支气管镜活检（EBB）是常见的两种检查方法，两者在确定肺部病变性质和病理诊断上发挥着关键作用，且各有所长。

经皮肺穿刺活检的优缺点

肺穿刺是通过皮肤、肋间隙等途径，将穿刺针引入肺组织进行活检的一种方法，通常在B超或CT引导下进行，以确保针头准确穿刺到病变部位。

❶ 优点

- **简便快捷**：肺穿刺可以在门诊或住院环境下进行，手术时间短，对患者创伤较小；
- **适用范围广**：适用于肺内外部分病变者，包括周围肺结节和肿块；
- **痛苦较小**：相比于支气管镜活检，肺穿刺引起患者的不适感较轻。

❷ 缺点

- **出血和气胸风险**：肺穿刺有一定发生出血和气胸的风险，尤其是在穿刺过程中，可能损伤血管或肺组织；
- **取材受限**：受穿刺位置限制，有时可能无法获取足够的组织样本进行病理诊断；
- **无法达到中央型病变**：由于气管的生理结构，部分中央型病变的肺癌患者无法由肺穿刺获取组织样本。

支气管镜活检的优缺点

支气管镜活检是通过支气管镜进入支气管管腔进行活检的方法，适用于病变位于支气管内或中央型病变者。

❶ 优点

- **定位准确**：通过支气管镜的引导，可以准确地将活检工具置于病变部位并进行活检，取材更可靠；

- **适用于中央型病变**：对于位于中央型的肺部病变，支气管镜活检是更合适的选择；
- **并发症风险低**：支气管镜活检的并发症发生风险比肺穿刺更低，如出血和气胸。

❷ 缺点

- **操作复杂**：支气管镜活检需要由经验丰富的医生操作，且检查耗时较长；
- **局限性**：支气管镜活检更适用于位于支气管内及中央型的病变，病变位于外周者取材较为困难。

根据病情，选择适合自己的检查方式

选择肺穿刺或支气管镜活检时，需要综合考虑患者的病情、病变位置、医疗资源等多个因素。

- **病变位置**：病变属于中央型者，首选支气管镜活检；周围肺结节或肿块者，可进行肺穿刺；虽然随着技术发展，对于部分外周肺结节或肿块也可以考虑支气管镜活检，但对设备和操作者要求更高；
- **身体条件**：患有严重呼吸系统疾病或不能耐受支气管镜检查者，宜选择肺穿刺；
- **硬件资源**：在医疗资源匮乏地区，可能更倾向于选择肺穿刺，因为它操作简单且无需复杂设备。

在决定进行哪种检查之前，患者应该与医生进行详细的讨论，并充分了解每种检查方法的优缺点，以便做出合适的决定。

> **划重点**：肺穿刺和支气管镜活检是肺部病变诊断的重要手段，它们各有优劣。在选择时，应该根据患者的具体情况和病变位置综合考虑。无论选择哪种检查方法，都应该由经验丰富的医生操作，以确保诊断的准确性和患者的安全性。

（呼吸与危重症医学科　张岩巍）

38 什么是基因检测

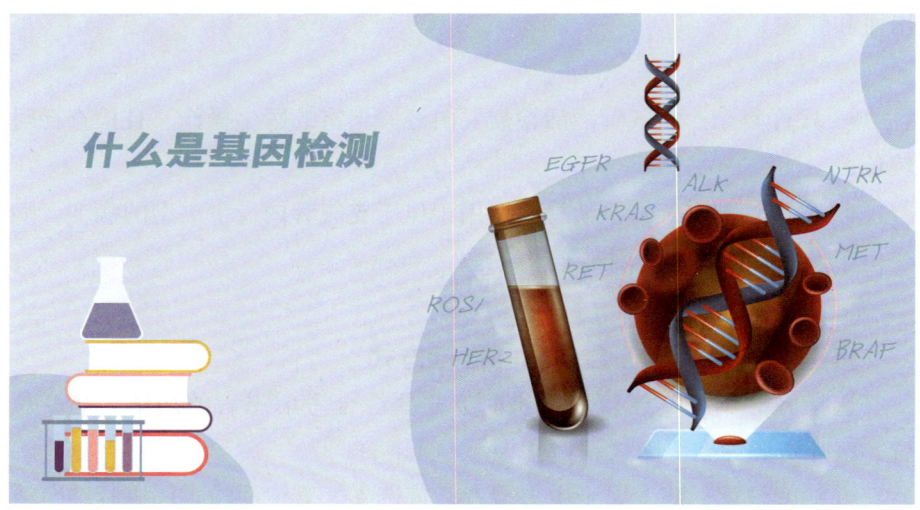

在病理科接待窗口,经常有患者或家属向医生询问:我患的肿瘤是什么病理类型?是否需要做基因检测?做哪些基因检测?多长时间能出结果?基因检测已成为肺癌的常规检查手段,但对于大多数人来说,基因检测仍是"熟悉的陌生人"。

认识基因检测

基因检测是通过血液、脑脊液、尿液等体液成分,手术切除或活检组织标本,对 DNA 或 RNA 进行检测的技术。目的是检测细胞中的 DNA/RNA 分子信息,分析其所含肺癌驱动基因。检测主要涉及突变的类型和基因缺陷及其表达功能是否正常,从而使人了解自己的驱动基因状态,辅助病理医生对肿瘤组织进行精确分型,指导临床进行靶向治疗预测疾病发生风险。

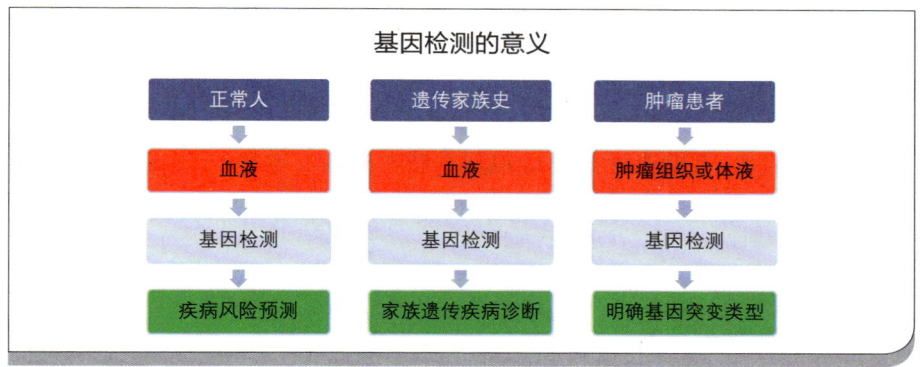

肺癌常见的基因突变类型

● **EGFR 突变**：在肺癌（尤其是肺腺癌）中较常见，主要突变形式包括 19 号外显子缺失突变、21 号外显子 *L858R* 及 20 号外显子插入突变等。

● **ALK 突变**：主要以融合形式出现。

● **其他突变**：*ROS1*、*RET*、*MET* 等重要驱动基因突变也有相应的靶向治疗药物。

以上基因突变类型可以采用多种方式（如免疫组化、荧光原位杂交和测序法）进行检测，具体使用哪种方法检测，以及使用哪种靶向药物进行治疗，须由医生决定。

哪些标本可用于基因检测

目前，病理科主要接受肺癌患者的标本种类包括手术切除标本、细针/粗针穿刺活检标本、胸腔积液标本等。上述标本制成石蜡包埋组织后，再进行切片。通常，基因检测至少需要 100 个肿瘤细胞，如果需要进行二代测序检测，则需要更多的细胞计数要求。

哪些肺癌患者要做基因检测

非小细胞肺癌占所有肺癌的 80%～85%。原则上，手术患者进行的常见驱动基因检测包括 *EGFR*、*ALK*、*ROS1*、*BRAF*、*KRAS*、*NTRK*、*MET*、

RET 和 HER2，医生常通过这些基因检测结果确定患者是否适合进行靶向治疗。

对于不能手术治疗的肺癌患者，基因检测可以提供有关肿瘤的遗传特征和突变信息，有助于评估预后和制定精准的治疗方案；小细胞肺癌的基因突变极少使用靶向药物，但可以辅助全程病理诊断。

划重点： 病理科医生和基因检测在肺癌的诊断、治疗和预后评估中都扮演着重要的角色，患者可以从病理医生处获取有关的肿瘤病理分型、基因突变类型、免疫组化结果等信息。

★ **特别提醒** → 基因检测能帮助患者更好地了解自己的病情，并及时与医生沟通，确定适合自己的治疗方案。

（病理科 赵继开）

39 为什么说基因检测是治疗的"钥匙"

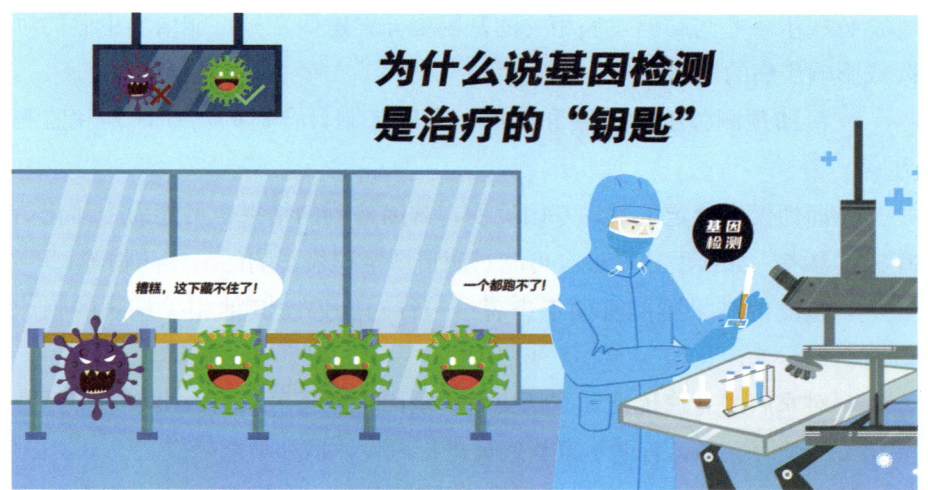

基因检测在肿瘤治疗过程中扮演着重要的角色，被视为开启有效治疗方案的"钥匙"。因为从本质上而言，肿瘤是在各种致癌因素的作用下基因发生突变，导致器官中的细胞增殖、失控，从而驱动肿瘤发生、进展。

肺癌常见的基因突变种类主要包括 *EGFR*、*ALK*、*ROS1*、*MET*、*KRAS*、*RET*、*BRAF*、*HER2* 和 *NTRK* 等，当肿瘤组织中检测出这些基因突变时，医生可以根据指南推荐选择相应的靶向治疗药物，如同掌握了有效治疗的"钥匙"。虽然，并不是所有的驱动突变都有合适的治疗靶点，但以上大部分驱动型基因突变的患者都能够在《指南》推荐的靶向药物中获益。

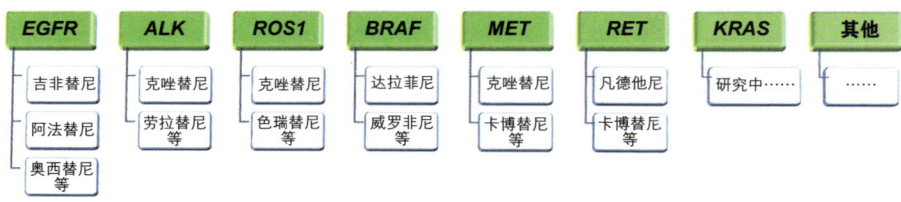

如果没有检测出上述驱动基因，基因检测是否就失去了意义？答案是否定的。基因检测的作用不仅为靶向治疗发现驱动基因突变，还有以下几点作用：

- 揭示一些与肺癌发病相关的基因变异，这些变异可能增加患癌的风险或影响疾病的进程；
- 帮助预测肺癌的进展和预后，有助于制订合适的治疗计划和监测方案；
- 即使没有特定的驱动基因突变，基因检测的结果也可能为个体化治疗提供参考，如帮助选择最有可能对病情产生积极影响的治疗药物等；
- 检测的结果可能有助于患者参与针对肺癌或其他相关疾病的临床研究；
- 对家族中有遗传性肿瘤病史者，基因检测还可以检测出与遗传性肿瘤相关的基因变异，有助于家族成员进行风险评估和早期筛查。

基因检测及靶向药物的选择需要在有资质的临检机构和正规医院进行，并根据患者的具体情况制定个性化治疗方案。

划重点： 基因检测对疾病的诊断和治疗至关重要，可以帮助病理科医生对肿瘤进行精准组织学分型，进而选择合适的靶向或辅助治疗方案。而且，基因检测对患者后续治疗过程中病情监测及疗效预判均有不可替代的作用。

★ 特别提醒 → 基因检测，开启肺癌有效治疗的"金钥匙"！

（病理科　赵继开）

40 哪些患者要进行基因检测

随着科学技术的发展，基因检测已经成为当今社会一项越来越普及的医疗技术。它不仅能帮助人们了解自己的遗传倾向，预测某些疾病的发生风险，还能为疾病的早期诊断和个性化治疗提供关键信息。那么，什么情况下需要进行基因检测呢？

原位腺癌患者要做基因检测吗

原位腺癌或微浸润性腺癌为肺癌的最早期阶段，没有或仅出现小于5毫米微浸润成分，无淋巴结和远处转移，手术切除即可治愈，手术后既不需要进行放疗与化疗，也不需要使用靶向药物治疗，故患者一般不需要进行基因检测。不过，有明确肿瘤家族史者建议进行基因检测。

分期Ⅰc患者要做基因检测吗

病理Ⅰc分期仅代表肿瘤最大径为2～3厘米，并不能完全代表临床分期，还需结合淋巴结N和远处M分期情况，才能决定临床分期。另外，即使没有发生淋巴结和远处转移的情况，还需要结合病理形态是否含有高级别浸润成分、气道播散及脉管侵犯等情况综合分析，才可明确病情。如果需要进行后续治疗，基因检测是前提，检测结果呈阳性者能从靶向治疗中获益。

其他肺肿瘤患者要做基因检测吗

肺恶性肿瘤病理类型有很多，癌是最常见、最可能伴发驱动基因突变的类型，肺部还可出现其他类型的肿瘤（如肉瘤、淋巴瘤等）。此外，肺是容易发生转移性肿瘤的器官，乳腺癌、结直肠癌等易发生肺转移。当诊断和鉴别困难时，借助基因检测如荧光原位杂交（FISH）及二代测序技术（NGS）可以辅助明确病理类型和来源。

不能手术的肺癌患者如何进行基因检测

除应用手术切除病理标本进行基因检测外，外周血液样本、胸腔积液、痰、脑脊液等均可在特殊处理后，用不同的检测方法对标本进行基因检测。此外，晚期肺癌患者亦可以通过肺穿刺、支气管镜活检或毛刷等手段获取肿瘤组织，从而对病理标本进行有效的基因检测。

划重点： 对肺癌患者而言，基因检测可以提供相关肿瘤的遗传特征和突变类型，有助于评估患者的预后和制订精准的治疗方案；对复发或转移性肺癌患者而言，基因检测可以帮助其寻找相关耐药机制，以及新的治疗手段。

（病理科 赵继开）

41　读懂基因检测报告

患者收到基因检测报告后，如何从密密麻麻的文字和符号中快速、准确地获取有效信息？例如：是否检测到了基因突变、某个基因突变是好是坏、是否可以使用靶向治疗药物、没有检测到基因突变怎么办？接下来，就用一个实例教大家读懂肺癌基因检测报告（表2）。

表2　××××医院分子病理检测报告

检查号：E24-00001	病理号：××××××	住院号：××××××
姓名：×× 性别：男 年龄：62岁	卡号：×××××××××× 床号：×× 病区：××××	申请医师：××× 申请日期：2024/2/26
标本类型：	手术切除标本	
病理诊断：	右肺下叶：浸润性腺癌，非黏液型，大小2.3×1.5×1.2（厘米）	
病理学评估：	肿瘤细胞数＞200个，占总细胞数比例约50%	
检测内容：	*EGFR/ALK/ROS1/KRAS/BRAF* 基因检测	
检测结果：	*EGFR* 基因19号外显子见缺失突变；18、20、21号外显子未见变异 *ALK* 基因未见ALK融合 *ROS1* 基因未见ROS1融合 *KRAS* 基因12、13号密码子未见突变 *BRAF* 基因600号密码子未见突变	

第一步：核对一般信息

拿到报告后，首先应核对患者的一般信息，包括姓名、性别、年龄、住院号、病理号等，核对无误后再阅览。一般情况下，病理科的分子检测报告包括3方面内容：检测标本、检测内容、检测结果。

第二步：查看突变基因与类型

● **关注驱动基因突变**：肺癌中常见的驱动突变基因包括 *EGFR*、*ALK*、*ROS1*、*MET*、*KRAS*、*RET*、*BRAF*、*HER2* 和 *NTRK* 等，在报告中查找这些关键基因的检测结果是否发生了突变。

● **关注突变类型**：不同的突变位点和突变类型对肺癌的治疗效果有不同的影响，报告中会列出具体的突变位点，这些信息对靶向治疗和疗效预测具有重要意义。例如：*EGFR* 基因突变，是 19 号外显子缺失突变、20 号外显子插入突变，还是 21 号外显子 *L858R* 突变；*ALK* 基因是点突变还是融合突变以及融合伴侣情况；*BRAF* 基因是否存在 *V600E* 突变等重要信息。

第三步：根据检测结果，制定治疗方案

基因检测结果阴性，通常提示疾病或肿瘤没有发生此类基因突变，一般不适合应用靶向药物治疗，但并不意味着所有患者失去靶向治疗的机会。肺癌患者可以根据不同的组织学类型，选择化疗、免疫治疗及抗血管生成等靶向治疗。此外，患者还可以寻求其他检测方法更好地了解病情和制定治疗方案，如基因表达谱分析、肿瘤标记物检测、免疫治疗相关标记物检测（PD1/PDL1、TMB 和 MSI）等，寻找治疗的突破口。

> **划重点**：基因检测报告专业性较强，患者可以根据具体的临床需求，积极主动地向病理科医生咨询，以期获得最佳疗效。

（病理科　赵继开）

42 骨扫描：骨骼疾病的"侦探"

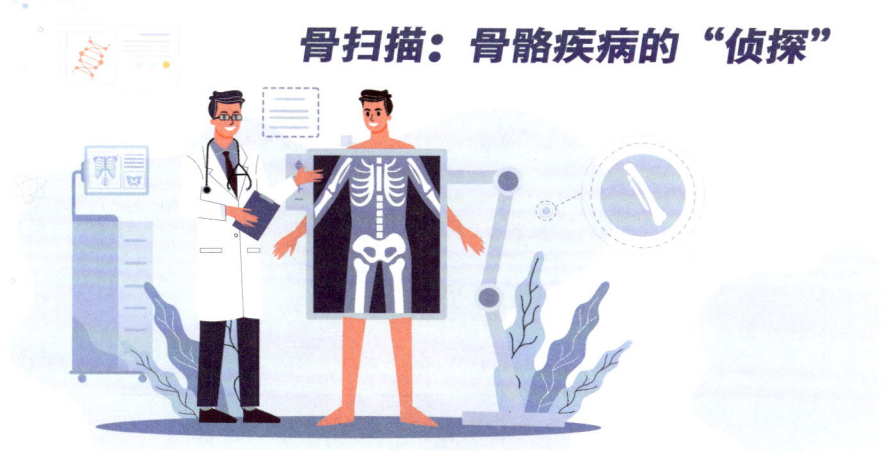

我们的身体是由无数骨骼支撑而来，它们坚硬且灵活，让我们能够行走、跳跃、奔跑。虽然骨骼非常坚硬，但也会生病。如何发现骨健康问题？骨扫描检查可"大显身手"。

什么是骨扫描检查

^{99m}Tc-MDP SPECT 骨扫描检查，即核素骨扫描（又称骨 ECT），是核医学中常用的检查项目之一。进行骨扫描检查时，患者须注射一种特殊的放射性药剂（^{99m}Tc-MDP，亚甲基二磷酸盐），2～3 小时后，其可通过化学吸附和有机结合等方式沉积在骨骼最值得关注（如新骨形成、骨折修复等）的地方。全身骨扫描检查设备基于局部骨血流量和骨盐代谢的状况，使医生得以捕捉到放射性药剂聚集处的信号，从而获取"骨骼地图"，帮助医生了解骨骼群的健康状态，发现是否有未曾察觉的裂痕或"侵略者"入侵。

哪些患者需要进行骨扫描检查

● **治疗前评估有无骨转移**：对于肺癌、乳腺癌、前列腺癌等好发骨转

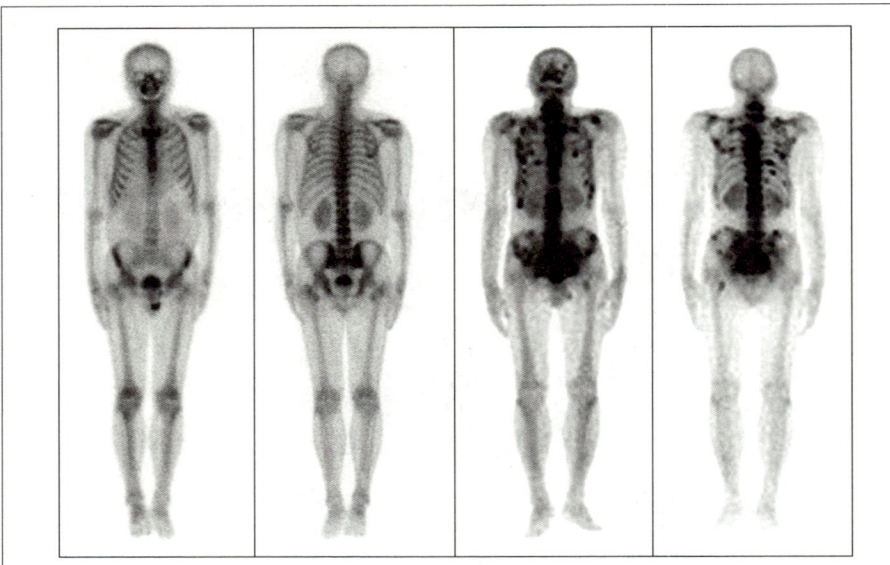

图 12　左图为正常骨骼，右图为多发骨转移

移的恶性肿瘤而言，骨扫描检查已作为早期筛查的首选方法（图 12）。

● **骨转移治疗后评估疗效**：骨转移治疗后，定期行骨扫描检查评估治疗疗效有助于及时调整治疗方案。

● **骨创伤及不明原因骨痛者的病因鉴别**：对于创伤性骨折，骨扫描检查常表现为显像剂异常增高；对于隐匿性骨折和延迟愈合病灶，骨扫描检查具有较高的灵敏度；对于不明原因骨痛，骨扫描检查可以协助寻找病因。

● **协助诊断代谢性骨病和副肿瘤综合征**：甲状旁腺功能亢进症、骨软化症等以代谢性骨病为特征的疾病，在骨扫描检查中常表现为"领带征"样放射性积聚；一些副肿瘤综合征如肥大性肺性骨关节病，在骨扫描检查中常呈现为四肢长骨"轨道征"样放射性积聚。

进行骨扫描检查，有何注意事项

首次骨显像正常者，可在 6～12 个月后再次复查；首次骨显像异常者，应在6～8周内再次复查。进行骨扫描检查时应注意：① 骨扫描检查所用显像剂为特殊药物，预约检查后如果不能按时进行，应提前取消或更改预约时间；② 骨扫描检查当天无需空腹；③ 检查后多饮水、多排尿，以促进显像剂排出体外。

划重点： 骨扫描检查可帮助医生了解骨骼情况，是真正意义上的全身"骨显像"。

（核医学科　严　卉）

43 "骨扫描"与"骨转移"密不可分

骨扫描检查能反映骨骼代谢变化的情况，具有极高的灵敏性，是目前诊断恶性肿瘤骨转移的首选筛查手段，并可用于肿瘤患者的分期及骨转移治疗后的疗效监测。

骨扫描，及时发现骨转移灶

骨扫描检查是目前临床诊断肿瘤骨转移及随访的最有效、最常用手段之一。最易发生骨转移的恶性肿瘤包括肺癌、乳腺癌、前列腺癌、肾癌、甲状腺癌等。相较于形态学变化，骨代谢变化比 X 线摄片提前 3~6 个月，甚至更早。因此，骨扫描检查可以更早地发现骨转移灶（图 13）。通常，以下几类肿瘤患者需进行骨扫描检查：

● 恶性肿瘤患者治疗前评估有无骨转移，可帮助明确疾病分期和治疗方案；

● 发生局部骨转移者，了解骨转移灶的部位；

● 可疑骨转移者定期行骨扫描检查，以观察疾病进展情况；

● 骨转移治疗后进行疗效评估；

● 提供骨活检定位。

骨扫描检查对骨转移治疗后的疗效评估具有重要价值。骨转移灶放射性活度减低和病灶数目减少，则提示治疗有效；骨扫描检查结果稳定的患者生存时间长大于

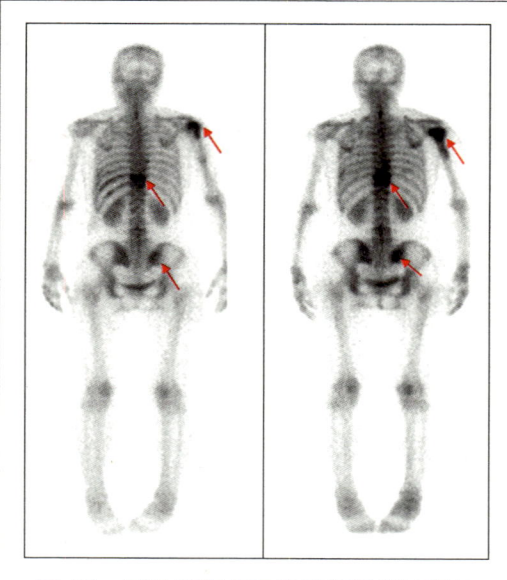

图 13 骨转移患者骨骼局部异常浓聚灶

进展患者的生存时间；对于暂时没有骨转移征象的患者，定期进行骨扫描检查可以尽可能早地发现骨转移。

骨扫描检查结果异常，未必发生了"骨转移"

骨扫描检查诊断骨转移具有较高的灵敏度，但其特异性不高，就是说，骨扫描检查能很快发现骨骼异常情况，但这些异常情况不一定就是"骨转移"，一些良性骨骼疾病（如骨折，骨样骨瘤、骨软骨瘤等良性骨肿瘤，肥大性骨关节炎等代谢性骨病，退行性骨关节病、类风湿性关节炎等慢性关节炎症）也可表现为骨显像的异常。此外，一些骨外软组织或脏器也可有骨显像剂的异常浓聚。

因此，当肿瘤患者骨扫描检查结果异常时，不必过分恐慌，应根据相关病史及其他影像学检查综合分析。

划重点： "骨扫描"与"骨转移"的紧密联系不仅体现了现代医学对疾病早期诊断和治疗的重视，也突出了科技在医疗领域不断前行的步伐。每次使用这项技术，都是对抗疾病的一个小胜利，每一张扫描图像，都可能是改善患者生活质量的一大步。

★ 特别提醒 → 骨扫描检查是肿瘤诊断过程中的"好搭档"，不必谈"核"色变。

（核医学科 严 卉）

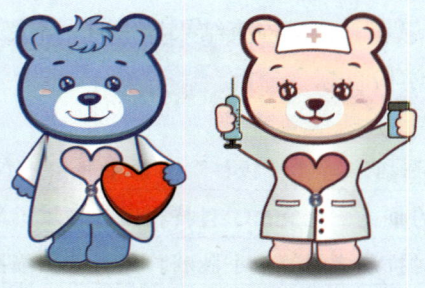

治疗篇

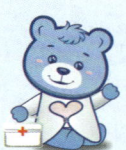
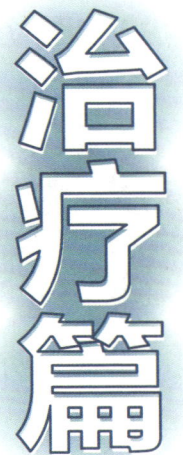
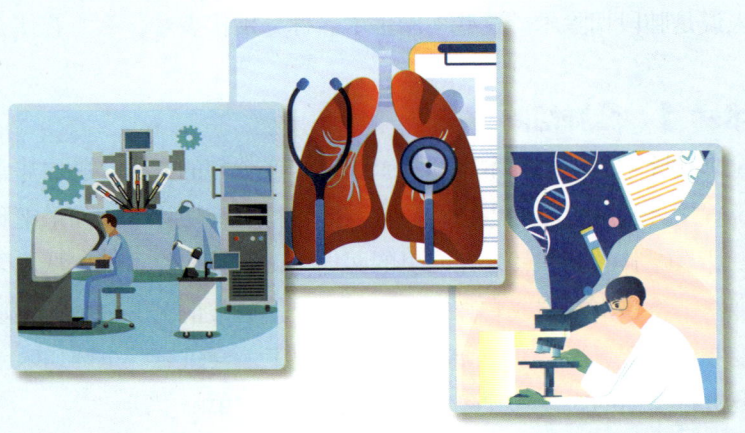

44 五花八门的"肺切除"手术

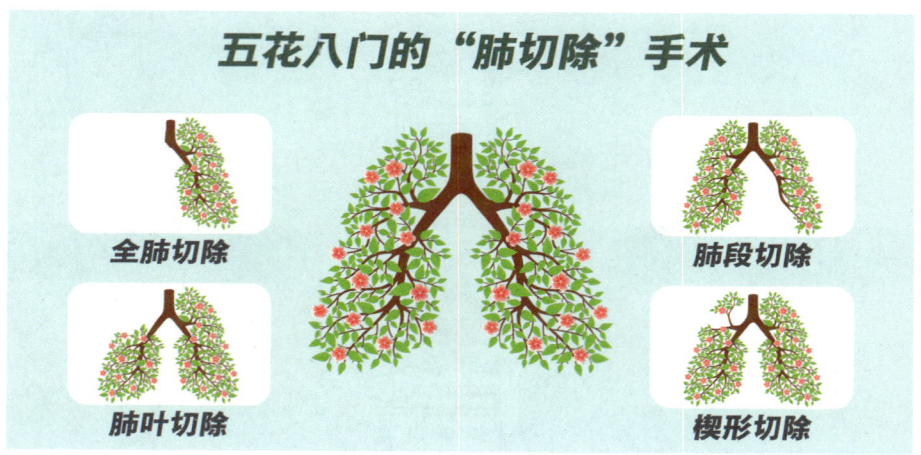

最近,李先生进行了"肺切除"术,手术后,李先生与家人对手术的具体名称有些争议。有人说李先生进行了全肺切除术,有人说是肺叶切除术,还有人说是肺段切除术。这些不同手术名称分别代表着什么?有什么区别?

术式1:全肺切除

全肺切除术是外科手术中切除整个左肺或右肺的方法。肿瘤非常大,或肿瘤位置接近胸腔中心的患者,通常需要进行全肺切除术。如果把胸部比作花园,那么左肺和右肺就是花园里的两棵树,全肺切除术好比从花园中移除一整棵树,将整个左肺或右肺从身体中取出。通常情况下,全肺切除术只有在病变非常严重且影响整个肺部功能的情况下才会进行。全肺切除术后,患者需要进行长期的康复和呼吸功能训练,以适应单肺生活。

术式2:肺叶切除

肿瘤较大,但局限在肺部的一个肺叶上,且肺部健康状况良好的患者,可以进行肺叶切除术。肺叶就像树的一个树枝,肺叶切除术就是切除一部分分枝,而非整棵树。与全肺切除相比,肺叶切除术的切除范围小,通常在肺癌或其他肺部疾病局部扩散但尚未影响整个肺的情况下进行。肺叶切除术后，患者的肺功能通常能够得到较好的保留，康复期也较短。

术式 3：肺段切除

肺段是比肺叶更小的单位。如果将肺叶比作树枝，那么肺段就是分枝上的一部分枝丫。肺段切除术是将一个肺段移除，如同修剪枝干上的枝丫。肺段切除术常用于早期肺癌治疗，或处理其他肺部问题，如肺部感染等。相较于肺叶切除，肺段切除保留了更多的肺组织，手术后的肺功能损伤更小，患者恢复速度也更快。

术式 4：楔形切除

肺楔形切除术也称为肺部分切除术，是局限性肺切除的常用术式。因为切下的肺组织类似于倒三角形，下面尖上面粗，也因此叫做楔形切除，仅切除了肺边上的一个小角落。肺楔形切除术适用于原位癌、微浸润癌等极早期肺癌，且病灶位于肺外周 1/3 的患者。由于切除范围小，肺楔形切除术后，患者的肺功能几乎不受影响，恢复速度非常快。

各术式综合比较

- **切除范围**：全肺切除＞肺叶切除＞肺段切除＞楔形切除；
- **创伤范围**：全肺切除＞肺叶切除＞肺段切除＞楔形切除；
- **健康肺组织保留**：楔形切除＞肺段切除＞肺叶切除＞全肺切除。

划重点： 无论选择哪种术式，都需要由胸外科医生结合患者的影像学表现，根据患者的情况、基础心肺功能、肿瘤大小与位置等因素综合考量。患者在术前应保持良好心态，相信医生和自己！

★ 特别提醒 → 根据疾病情况选择适合的肺部手术切除方式，才能更好地治疗肺癌。

（胸外科　周文勇）

45 肺癌的微创治疗

随着医学飞速发展,治疗肺癌的医疗技术与数十年前相比,已迈入了一个崭新时代。尤其是肺癌微创手术的兴起,不仅让我们看到了战胜这一恶性疾病的希望,且大大提高了患者的生存质量与生存率。

微创手术与传统手术有何区别

与传统开胸手术相比,微创手术是一种通过小切口或自然孔道进行的手术方式,其创伤更小、恢复更快、并发症更少,正逐渐成为肺癌治疗的首选方案。

微创手术适用于早期肺癌和部分中期肺癌患者。对大部分早期肺癌患者而言,微创手术是首选治疗方式之一,它可以在有效切除肿瘤的同时保留更多肺功能;对部分中期肺癌而言,如果患者的身体条件和肿瘤位置符合微创手术的要求,也可以考虑采用微创手术进行治疗。

微创手术的 3 点优势

与传统开胸手术相比,微创手术有以下3点优势:

- 可以最大限度地保留肺部健康组织,减少对正常肺组织的损伤,从而减少手术后的并发症和恢复时间。
- 借助胸腔镜设备,可以为微创手术提供比肉眼直接观察更清晰的手术视野和更精确的操作条件,有助于更准确地切除肿瘤。
- 微创手术创伤较传统手术小,手术后瘢痕较小,对患者的外观影响较小。同时,患者的疼痛感更轻、住院时间更短,能够更快地恢复正常生活和工作。

微创手术的风险与预后

微创手术的风险虽较低,但也不能完全忽视。术前医生会对患者进行全面的评估,包括心肺功能、肿瘤的大小和位置等,以确保手术安全。手术后恢复过程因人而异,但总体而言,微创手术的恢复速度比传统开放手术快。患者在手术后感到疼痛等不适感可以通过适当的药物治疗和护理措施缓解。此外,定期复诊和康复训练是保障良好预后的重中之重。

划重点: 微创手术在肺癌治疗中具有重要地位,能够为患者带来更好的治疗效果和更快的康复速度。如果患者健康条件符合,不妨考虑接受微创手术。

(胸外科 周文勇)

46 机器人手术，助力肺癌治疗

微创手术由于创伤小、出血少、恢复快等优势，已逐渐成为肺癌的首选外科治疗方式。微创手术包括电视辅助胸腔镜外科手术和达·芬奇机器人手术系统。

什么是机器人手术

达·芬奇机器人手术系统由3部分组成：外科医生控制台、床旁机械臂系统、成像系统。主刀医生坐在控制台中，位于手术室无菌区外，使用双手及脚控制床旁机械臂工作，助手医生在无菌区内协助主刀医生完成手术。成像系统内装有核心处理器及图像处理设备，外科手术机器人的内窥镜为高分辨率三维镜头，对手术视野具有10倍以上的放大效果，能为主刀医生带来患者体腔内三维立体高清影像，使医生更能把握操作距离，辨认解剖结构，进一步提升了手术精确度。机器人手术系统创新运用"人机合一"的理念，大幅度提升了微创手术的整体水平，在胸外科等领域应用普遍。

国内胸外科应用机器人手术系统可以完成的手术术式包括：前、后纵隔肿瘤切除术、全胸腺切除及前纵隔脂肪清除术、膈肌裂孔修补术、贲门肌层切开术、食管壁内囊肿切除及食管黏膜缝合修补术、食管癌根治术、肺大疱切除术、肺段切除术、肺内病变行病灶楔形切除术或肺癌肺叶切除术、淋巴结清除术等。

机器人手术有哪些优点

● 手术更精准。机器人系统配有高分辨率三维内镜，视觉可放大10～15倍，且机械手的大小仅为5毫米或8毫米，比人的手指更精细，让手术的精确度实现质的飞跃。

● 患者的创伤更小、恢复更快。术中，机器人的机械手臂在患者体表留下的创口更小，患者术中出血更少，组织创伤和炎性反应减少，患者在手术后的疼痛感更轻，预后更快、更好。

● 操作更灵活、便捷。机器人手术采用高精度、高稳定性的机械臂进行手术操作，可以更准确地完成复杂手术，减少操作误差，提高手术成功率。而且，机器人手术系统可以在人手无法达到的狭小腔隙中灵活操作，完成各种复杂手术，有效避免了手术医生长时间手术引起的疲劳和手部颤抖，进一步提高了手术安全性。

划重点： 机器人手术并非真正由"机器人"做手术，而是医生操控机器人进行手术操作，依靠的还是医生的精湛技术与丰富经验。机器人手术具有操作精准、创伤小、恢复快等优点，为患者带来了更好的治疗效果。但需要注意的是，并非所有患者都适合做机器人手术，具体手术方式仍需由医生决定。

（胸外科　周文勇）

47 胸腔镜与机器人手术，怎么选

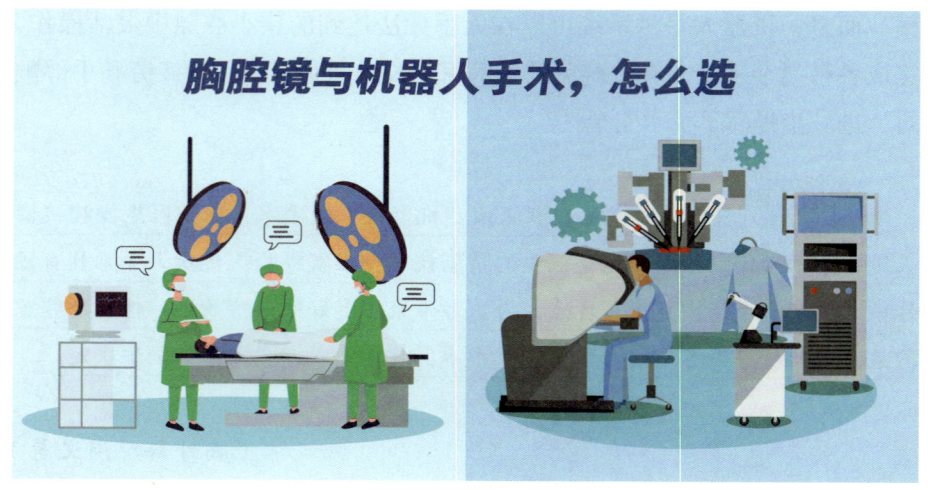

随着现代医学的进步，肺癌的手术治疗已经有了开胸手术与微创手术等多种手术方式。那这些手术究竟是怎么做的？它们有哪些区别呢？

什么是开胸手术和微创手术

传统的开胸手术俗称"开刀"，医生需要打开患者的胸腔进行手术。如果把胸腔比作一个盒子，开胸手术就是直接打开盒盖进行手术。

微创手术是在患者的胸腔上打几个小洞，放入镜头和器械进行手术。这种做法大大缩小了手术的切口。目前，常见的胸部微创手术有胸腔镜手术与机器人手术。

什么是胸腔镜手术

胸腔镜手术也被称为视频辅助胸腔手术（VATS），是一种先进的微创手术技术，广泛用于诊断和治疗多种胸部疾病，包括肺癌。在胸腔镜手术时，医生会在患者的胸壁上制作几个小切口，向切口内插入一根带有摄像头的小型仪器——胸腔镜。通过胸腔镜，医生可以在视频监控下清楚地看到胸腔内的情况，从而开展精确的治疗。

什么是机器人手术

机器人手术过程中，具有丰富手术经验的外科医生才是真正的操作者。要成为机器人手术的主刀医生，必须经过严格、系统的操作培训并通过考核。在手术室里，医生与手术机器人的关系就像是一起并肩作战的"伙伴"。

划重点： 肺癌的手术类型众多，当患者感到十分迷茫、无从选择时，不必过分忧虑。医生会根据病情，帮助患者选择最合适的手术治疗方案！

（胸外科　周文勇）

48 肺结节越长越大，必须立即手术治疗吗

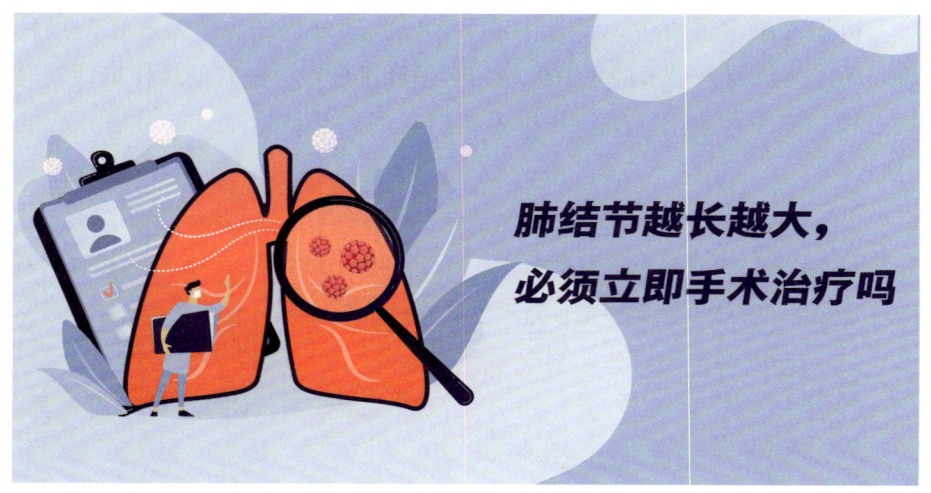

发现肺结节后，大多数人的第一反应往往是恐慌，尤其当观察到结节在长大时，恐慌情绪将被无限放大。在大部分人心中，增大的结节就是癌，希望立即进行手术治疗。事实并非如此。诊断和治疗肺结节的过程非常复杂，且讲究个体化。

结节越长越大，该手术切除吗

只有极少数肺结节会发展成肺癌，大部分肺结节将永远只是结节。治疗疾病的目的都是延长生命，尽可能保证患者愈后的生活质量。一旦进行手术治疗，哪怕是微创手术，也势必要切除一部分肺组织，而肺组织不可再生，所以手术治疗必然会影响患者的肺功能。

判断肺结节是否需要立即手术，除了大小外，还需要考虑其他情况，如肺结节的部位、形态、密度、有无毛刺等。每位患者病情不同，是否手术治疗须综合考虑，不能以偏概全。发现结节正在生长者，须遵医嘱密切随访。随访期间，若肺结节生长迅速，或结节的实密成分增加，才需要治疗。原则是，如果肺结节恶化速度较快，而患者又相对年轻，应终止观

察,及时进行手术治疗;如果患者年事已高,而肺结节恶化速度较慢,对患者健康威胁较小,可选择继续随访观察。

随访期间要注意什么

戒烟十分重要!烟草会在肺部释放出有害的化学物质,对肺健康状况造成伤害。这些伤害可能在肺上留下痕迹,形成肺结节。打个比方,墙体上的划痕对墙体影响不大,但痕迹始终存在。当然,这只是其中的一种可能性,造成肺结节的原因还有其他很多种。

> **划重点:** 肺结节患者不必过分惊慌。大部分肺小结节(小于1厘米)都是良性的,对身体没有影响。治疗肺结节并非只有手术一种方式,随访观察也是重要的处理方式。通过多次随访,医生将根据结节风险选择适合患者的治疗方案。

★ 特别提醒 → 进行任何治疗前,医生会综合考虑结节的特征、患者的临床表现以及健康状况等,最终选择最适合患者的治疗方式。

(胸外科 周文勇)

49 手术切了肺，会影响呼吸吗

进行肺部手术前，患者及家庭成员常忧虑万分，大家最关心的问题便是：手术后，呼吸功能会受到影响吗？确实，肺部是负责气体交换的核心器官，发生任何结构改变都会对呼吸产生影响。但是，这个问题的答案并不是那么简单。

手术治疗对呼吸有何影响

手术后肺功能的恢复与肺切除的范围、活动与锻炼、原始肺健康状态等息息相关。若术前肺功能评估可耐受手术，肺叶切除对肺功能的影响一般在可控范围内。

患者进行肺部术后，短时间（一般3个月）内的呼吸功能有一定影响。原本需要五个肺叶才能完成的换气功能，现在必须依靠剩余的肺叶实现。而且，手术后近期内，肺部存在明显创伤，患者可有胸闷、气促等症状。然而，随着身体逐渐恢复，肺组织逐渐适应了新的呼吸节奏，大部分患者都能逐渐接近术前相近的肺功能。其间，患者须积极地配合医护人员完成肺功能锻炼（如咯痰、深呼吸等）。通常，只要不是从事特殊职业者（如马拉松运动员等），肺部手术后基本不会影响正常生活。

术后呼吸功能恢复，因人而异

当然，手术前后的呼吸功能差异性还与肺叶组织剩余多少直接相关。部分全肺切除者术后可能需在呼吸机辅助下呼吸，康复后，日常生活无明显影响，但可能难以完成重体力劳动。此外，手术可使人免疫力下降，对老年人及有基础疾病（如肺结核、肺心病、老慢支等）患者的影响更大，易出现呼吸急促、呼吸困难等症状。

不过，肺有较强的代偿力，只要患者勤加锻炼，可将手术对日常生活的影响降至最低。患者手术后应养成良好的生活习惯、戒烟戒酒、均衡饮食、使用药物、适度锻炼、定期随访等方法增加剩余肺的功能。

划重点： 肺部手术对呼吸功能的影响受诸多因素影响，如手术类型、被切除肺组织的量和位置，以及患者原始肺的健康状态等。此外，手术后恢复计划和个体差异也在很大程度上决定了患者的恢复速度和质量。

★ 特别提醒 → 理解肺部手术的原理，全面进行术前评估，积极进行手术后康复训练，可获得良好的手术预后，缓解不必要的焦虑。

（胸外科　周文勇）

50 何为淋巴结清扫

肺癌根治术的通俗做法就是将病变的肺组织切除，可手术中还要进行的"淋巴结清扫"又是什么？在术前谈话环节中，这一问题常被患者提及。今天就带大家一起来认识手术中的"淋巴结清扫"。

什么是淋巴结

淋巴结是淋巴系统中最重要的组成部分（图14），构成了人体的免疫系统，就像淋巴系统中的"中转站"。淋巴管连接着淋巴系统，并过滤淋巴液中的废物和有害物质，帮助清除体内的病原体和废弃物。此外，淋巴结还有助于产生和激活免疫细胞，参加免疫防御。但在某些情况下，淋巴结也会成为癌细胞的"集散地"，将癌细胞扩散到其他组织或器官中去，从而造成癌症的淋巴转移。对于有癌细胞转移风险的淋巴结，须进行"淋巴结清扫"手术治疗。

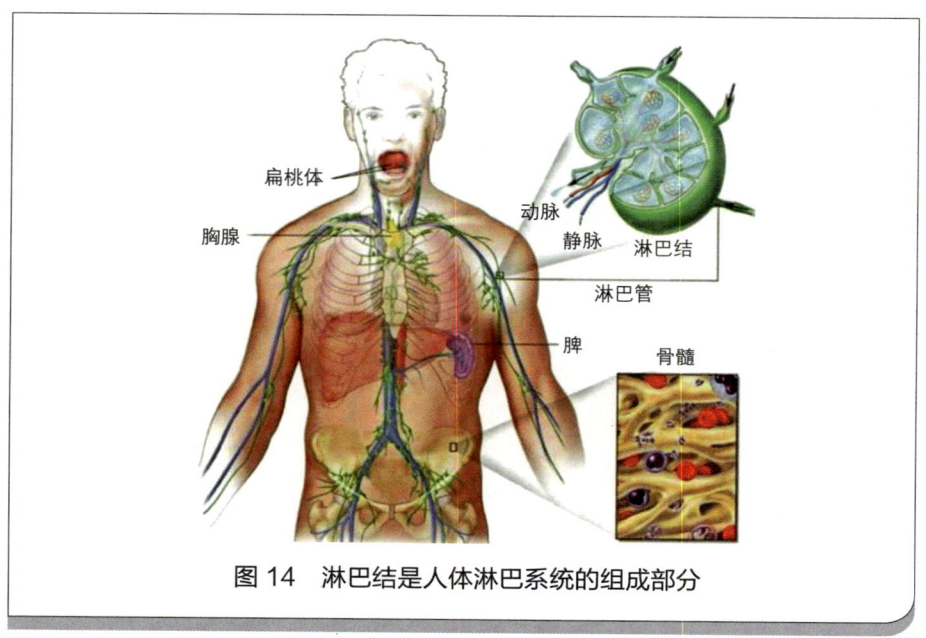

图14 淋巴结是人体淋巴系统的组成部分

什么是淋巴结清扫

那么淋巴结清扫中的"清扫"是字面上的意思吗？答案是否定的。淋巴结清扫是医生对淋巴结周围组织进行足够的外科手术分离后，再通过手术器械将这些淋巴结从体内逐个切除，而这一手术过程就像大扫除一样，将不需要的、有害的灰尘赶出房间，从而维持清洁。

淋巴结清扫的范围由手术中组织的切除范围决定。人体胸腔中不同范围内的淋巴结已有归类方法，相同区域内的单个或数个淋巴结有其特有的名称。根据不同手术的切除范围需要，对应地匹配需要"清扫"的淋巴结范围，可大大降低癌细胞的转移风险。

划重点： 手术中的淋巴结清扫是指通过外科手术的方式切除淋巴系统中异常的淋巴结组织，从而降低癌细胞通过淋巴转移的风险。

★ 特别提醒 → 淋巴结清扫是胸外科手术中重要的组成，能更好地降低癌细胞通过淋巴转移的风险。

（胸外科　周文勇）

51 快速康复，不仅图"快"

想象一位勇敢的航海家在经历了一场激烈的风暴后，必须马上修复船只，才能继续航行。经历了手术治疗的肺癌患者就像航海家，"快速康复"包括修复船只、恢复力量、尽快回归正轨的过程。让我们一起探索快速康复"之旅"。

什么是快速康复

快速康复（Enhanced Recovery After Surgery，ERAS）是一种创新的康复方案，旨在通过减少手术对患者的生理和心理影响，加速恢复过程。"快速康复"不仅指的是康复速度，更重要的是康复过程的质量，能让患者在最短时间内以最佳状态恢复，回到正常生活中（表3）。

表3 快速康复的术前、术中、术后康复内容

术前	术中	术后
健康宣教	选择适合的麻醉方法	镇痛
优化患者身体状况	选择适合的切口及术式	早期下床活动
营养支持	做好术中保温措施	防治术后恶心、呕吐等不适
肠道准备	不常规放置引流管、鼻胃管	尽早拔除引流管、鼻胃管
禁食	做好体液管理（限制性补液）	控制血糖
补充碳水化合物		营养支持
使用抗焦虑药物		尽早进食
抗血栓治疗		口服营养补充剂
预防性抗菌药物治疗		系统评估
预防性镇痛		

如何实现快速康复

为实现快速康复，手术前、中、后均需采取不同的护理措施。

- **术前教育**：提前向患者解释手术过程和康复计划，让患者了解手术前、术后各项重要信息；做好用药指导，加强各项预防性准备和营养支持准备，帮助患者消除心理恐惧，增强对抗疾病的信心。
- **术中管理**：采用创伤最少的手术方法和有效的疼痛控制措施，减轻手术造成的伤痛，从源头为快速康复打好基础。
- **手术后康复**：进行早期活动，包括早下床、早行走等，加强营养支持和疼痛管理，促进身体快速恢复。

快速康复益处多

快速康复流程能有效缩短患者治疗周期，减少患者住院时间，减轻患者就医经济负担，降低并发症的发生风险，提高患者的手术后生活质量。快速康复不仅可以帮助患者在生理上更快恢复，还对其心理和情感恢复至关重要，可以帮助患者保持积极、乐观的态度。

划重点： 在疾病面前，快速康复不仅求快，更重要的是帮助患者以更适宜的方式进行治疗，以更安全、高质量、快捷的速度恢复健康。

★ **特别提醒** → 快速康复不仅为患者提供了一条更快回到正常生活的路径，也为患者注入了与疾病斗争的勇气和力量。在抗癌路上，患者会得到专业医疗团队的帮助，亲朋好友的鼓励，请患者保持乐观，并具备战胜病魔的耐心和决心。

（胸外科　周文勇）

52 患者值得拥有的"手术锦囊"

面对即将到来的手术，许多患者及家庭会感到紧张、不安。此时，一份全面的"手术锦囊"显得尤为重要。

❶ 有些药须暂停

患者应向床位医生及麻醉医生说明自己长期使用口服药的情况，尤其是服用抗血小板聚集药物（如氯吡格雷等）、降血压药物（如利血平等）者，应根据医生嘱咐提前停药。

❷ 严禁吸烟

世界卫生组织建议，长期吸烟的患者在择期手术前至少戒烟4周，并在入院后进行深呼吸训练＋有效咳嗽与咯痰练习。

❸ 不能"大吃大喝"

麻醉可使全身肌肉松弛，如果患者胃里存在食物，便可能反流至咽喉部，甚至肺部，引起肺不张、吸入性肺炎、肺部感染，甚至窒息等严重后果。因此，患者应于术前6～8小时禁食，术前2～4小时禁饮。

- **禁食**：指严禁食入任何食物，包括米饭、面条、面包等；
- **禁饮**：指严禁食入任何流质，包括水、饮料、牛奶等。

❹ 手术前一日须知

- 手术前一日，患者要根据自身病情完成洗澡、洗头、修剪指甲等工作；若病情不允许者，可由家属帮忙擦洗。医生可能会在手术部位做标识，清洗时应避免擦除。
- 女性患者若正逢经期，须及时告知医生。经期可能消耗体内大量血小板和凝血因子，增加术中出血的风险。
- 皮肤清洗干净后，更换手术服：上衣要贴身反穿，开衫面在背侧；勿穿内衣裤和袜子，以方便手术时穿脱。长头发患者可将头发扎在头部侧面，便于术中平卧（图15）。
- 手术前一晚保证充足睡眠，注意保暖，防止受凉；入睡困难者可寻求医生的帮助。

治疗篇

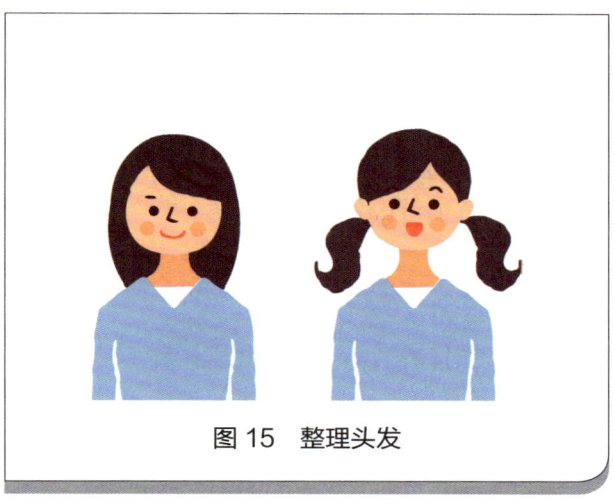

图 15　整理头发

❺ **进入手术室前须知**

● 手术当日清晨，患者可以洗漱，但禁止进食、进水。

● 进手术室前，将眼镜、假牙、手表、手机及首饰等金属物品取下，交由家属保管，避免术中被电刀灼伤。

● 女性患者不可化妆、涂口红、涂甲油，以免影响医生观察生命体征；男性患者须剃掉胡须，方便气管插管导管的固定。

● 进入手术室前须排空大小便。

划重点： 手术日临近，无论是身体还是心理准备，都需要遵循科学。希望这份"锦囊"能伴患者顺利度过手术，尽快回归健康生活。谨遵医嘱，为自己的生命安全负责。

（麻醉科　李琼珍）

53 解答肺结节手术后的 5 点疑问

肺结节手术后,还要进行其他治疗吗?如果医生没有特殊嘱咐,一般不需要再进行其他治疗,但有以下 5 点须注意。

出现不适症状怎么办

患者出院后的一段时间内,可能会出现各种不适感,如少量皮下气肿、低热、胸闷、咳嗽等,这些症状通常在 2 周内逐步消失。需要注意的是,如果患者出院后出现进展性皮下气肿、连续超过 2 日高热(体温 > 38℃)、突发胸痛或腹痛、胸闷气急加重、咯出胸水样痰等症状,须立即就医。

还要吃药吗

一般情况下,患者出院后无需进行其他治疗,仅需短期内服用止痛、化痰、止咳作用的药物。不宜自行服用中药材进补,如需要采取中医治疗,患者应在中医师全程指导下进行。

需要忌口吗

出院后,短期内的饮食以高蛋白、易吸收的食物为主;1 周后,随着胃肠功能恢复、便秘改善,可恢复正常饮食,从而保证营养均衡,故不必刻意忌口。此外,患者应严格戒烟、远离二手烟,保持规律作息。

能做运动吗

患者应在术后进行深呼吸、散步、太极拳等锻炼方式,并遵循循序渐进的原则;手术后 1 个月左右,患者可逐渐从事低强度工作,避免重体力劳动和过度劳累。

能不能洗澡

出院后 1 周内,患者可全身沐浴,并尽量保持伤口干燥。如果伤口间断出现淡黄色液体渗出或有明显的线结反应,患者须保持伤口部位干燥,待术后 2 周再全身沐浴,其间可用湿毛巾擦拭身体。

划重点: 手术治疗肺结节后,患者一般不需要进行其他特殊治疗。出院后,患者仍需注意自己的饮食、用药、锻炼及伤口恢复情况。如有任何不适或疑惑,请及时就医。

(胸外科　周文勇)

54 消融治疗,"冻死"或"烫死"肿瘤

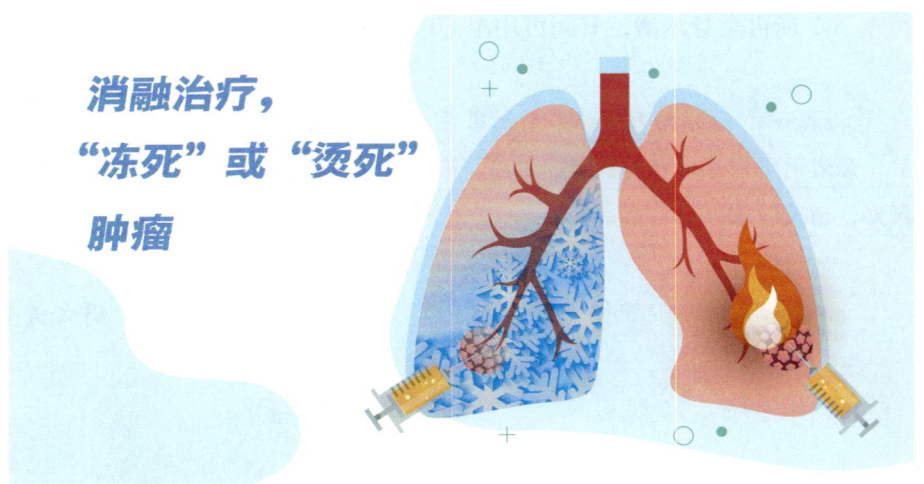

传统的肿瘤治疗方法包括手术、化疗和放疗。随着医学技术的不断发展,一种新兴的"肺部消融治疗"正逐渐受到关注,它被形象地描述为"冻死"或"烫死"肿瘤。

什么是消融治疗

消融治疗是一种通过"冷冻"或"加热"破坏肿瘤组织的治疗方法,可以由经皮介入、内镜或手术等方式进行。常见的肺部消融技术包括微波消融、射频消融和冷冻消融治疗。

- **微波消融**:利用微波能量加热肿瘤组织,使其产生凝固坏死。与射频消融工作原理类似,两者都是"烫死"肿瘤的手段。
- **射频消融**:利用高频电流产生的热能,通过导入的射频探头将肿瘤组织加热至高温,使其凝固坏死,从而达到治疗的目的。
- **冷冻消融**:通过导入冷却介质(如氩氮气、氩氦气等)将肿瘤组织"冻伤",使其坏死。

消融治疗的优缺点

❶ 优点

● **微创治疗**：肺部消融是一种微创治疗方法，减少了手术创伤和术后恢复的时间。

● **局部治疗**：直接作用于肿瘤组织，减少了对周围正常组织的损伤，可保留更多肺功能。

● **适用范围广泛**：适用于各种肿瘤类型，包括原发性肺癌和转移性恶性肿瘤，还可以用于治疗一些不适合进行手术治疗或放疗的患者。

❷ 缺点

● **治疗效果有限**：对瘤体较大或位置较深的肿瘤疗效不佳。

● **并发症风险**：虽然是微创治疗方法，但仍存在一定并发症发生风险，如出血、感染和气胸等。

● **技术要求高**：需获得专业医疗团队和设备支持，对医生的操作技术要求高。

划重点： 作为一种新型的肿瘤治疗方法，肺部消融治疗为一些肺部肿瘤患者带来了新的希望。它具有微创、局部治疗和适用范围广泛等优点，但同时也存在治疗效果有限和技术要求高等局限性。

★ 特别提醒 → 肺部消融治疗是一种新技术，但有局限性，应综合考量其优缺点，并与医生充分沟通后再决定是否采取肺部消融治疗肺癌。

（呼吸与危重症医学科　张岩巍）

55 经皮消融与经支气管镜消融，怎么选

经皮消融和经支气管镜消融是两种常见的肺肿瘤治疗方法，两者各有优点和适应证。当患者面对这两种治疗方式时，常感到手足无措。

经皮消融的优缺点

经皮消融是一种通过皮肤创口将消融探头直接送达肿瘤位置进行治疗的方法，通常需要在影像学（如CT、超声等）检查引导下进行，常用于治疗小型肺部肿瘤，包括原发性肺癌、肺转移瘤等。

❶ **优点**

- **微创治疗**：经皮消融是一种微创手术，手术时无需全麻，术后创口较小、恢复较快。
- **局部治疗**：直接作用于肿瘤部位，最大限度地保留了周围正常组织，有利于保护肺功能。
- **适用范围广泛**：适用于小型肺部肿瘤，对一些手术治疗或放疗不适用者有很好的治疗效果。

❷ **缺点**

- **受肿瘤位置和大小限制**：经皮消融治疗适用于直径小于3厘米，且位置相对外周的病灶。对于较大或中央位置的肿瘤，疗效可能不佳。
- **有并发症发生的风险**：经皮消融治疗可能发生出血、感染等风险。

经支气管镜消融的优缺点

经支气管镜消融是一种通过支气管镜将消融探头送达肿瘤位置进行治疗的方法，常用于治疗肺内中央型的肿瘤，适用于一些不适宜手术治疗或放疗的患者。

❶ **优点**

- **定位准确**：支气管镜可以直接观察到气道和肿瘤位置，有助于准确定位，治疗精确度高。

- **监测方便**：支气管镜可以实时观察治疗过程，及时调整消融参数，确保治疗效果。
- **适用范围广泛**：一般适用于中央型的肿瘤，对一些外周病变也有一定优势。

❷ 缺点

- **肿瘤位置局限**：对于部分外周的肿瘤，支气管镜消融可能无法触及，疗效受限。

选择合适的治疗方式

在选择经皮消融和经支气管镜消融时，患者需要综合考虑以下几个因素。

- **肿瘤位置和大小**：肿瘤位于外周、直径较小者，适用于经皮消融治疗；肿瘤位于中央，或需要更准确定位和观察者，适用于经支气管镜消融治疗。
- **患者身体状况**：有严重呼吸道疾病或免疫功能低下者，采取经皮消融治疗更安全。

划重点： 经皮消融和经支气管镜消融治疗各有优点和局限性，治疗方法的选择需要综合患者病情、治疗需求和医疗资源等因素决定。

（呼吸与危重症医学科　张岩巍）

56 药物治疗，能实现与肺癌"和平共处"吗

许多肺癌患者及家属可能都曾思考过一个问题：药物治疗能否使人与肺癌"和平共处"？

多种多样的药物治疗方法

凭借着现代医学的发展，已经有了许多针对肺癌的有效治疗方法，其中包括手术、放疗、化疗以及靶向治疗和免疫治疗等。其中，药物治疗在肺癌的治疗中发挥着重要的作用。

化学治疗是最常见的药物治疗方法。通过使用能够杀死或抑制肿瘤细胞生长的药物，可有效抑制肺癌进展。多数情况下，不同化疗药物联合使用可提高治疗效果。

靶向治疗药物能够攻击肿瘤细胞的特异性基因、蛋白或环境，对正常细胞损害较小，疗效显著，不良反应较化疗少。但在靶向治疗前，患者须进行基因检测，明确自身存在哪一种肺癌驱动基因，才能使用适合自己的靶向药物。

免疫治疗通过激活或强化自身免疫系统，攻击并清除肿瘤细胞。免疫检查点抑制剂（如PD1/PDL1抗体）已在肺癌治疗中取得了显著疗效。

除了单纯使用一种药物治疗方法外，针对不同疾病情况，临床上经常联合用药而达到更理想的疾病控制效果。

药物治疗可实现与肿瘤"和平共处"

新的治疗策略及理念开始尝试将肺癌转变为一种可以"和平共处"的慢性疾病。基于靶向和免疫疗法等新型药物"问世"，有望可以有效控制肺癌发展，延长患者生存时间，提高生活质量，实现与肺癌"和平共处"。值得注意的是，虽然药物治疗带来了新的希望，但它们有着不同程度的不良反应，患者须在医生指导下合理用药。个体差异、疾病阶段及组织学类型等因素，均可影响药物的选用和疗效。

划重点： 药物治疗无疑为肺癌患者带来了希望，将与肺癌"和平共处"变成可能。但大家需要明白，治疗不是静态的，而是定期评估、及时调整和改善的过程。只有充分了解病情所处的阶段，遵医嘱、听医言，患者才能真正实现长期、高质量生存。

（肿瘤科　姜　龙）

57 耐药：肺癌治疗的"拦路虎"

一些肺癌患者经过一段时间的药物治疗后，疗效不再明显，甚至出现病情恶化，这是怎么回事？通常，这是发生了耐药现象。什么是耐药？耐药为什么会发生？怎样才能帮助患者有效对抗耐药？

什么是耐药

当肿瘤细胞对于一种或多种药物（通常指化疗或靶向治疗药物）起效减慢或失效，即使增加药物的剂量，也不能达到预期的治疗效果时，即产生了耐药。简单来说，是肿瘤细胞对药物产生了抵抗性。当这种现象发生时，药物不能有效杀死肿瘤细胞，从而使治疗过程变得困难。

为什么会发生耐药

耐药现象的产生是肿瘤细胞通过自身适应性和演化，对抗外来药物的攻击。肺癌耐药的原因复杂多样，主要可以归结为以下几点：

- **突变和选择**：肿瘤细胞发生了某些突变，使药物无法抑制其生长。这些细胞不仅得以生存下来，还可繁衍出新的肿瘤细胞。
- **药物代谢**：一些药物可能会被肿瘤细胞更快地代谢和排出，导致药物在肿瘤细胞内的浓度不足以杀死它。
- **基因改变**：肿瘤细胞的DNA中某些基因发生突变，使药物无法有效消灭它。

发生耐药怎么办

克服癌症耐药是当今医学研究的重要领域，目前有以下几种主要策略。

- **使用组合疗法**：通过将不同作用机制的药物组合使用，降低细胞对单一药物产生耐药的机会。
- **调整药物方案**：一旦患者出现耐药，医生应及时为其调整药物方案，如使用新型药物或改变不同药物组合，"绕开"耐药困境。

- **针对耐药机制进行治疗**：科学研究已经揭示了许多肿瘤细胞耐药的具体机制，针对这些机制发展的新型药物正在临床试验中，部分已经初具成效。
- **利用肿瘤基因组学**：了解癌症的基因变化图谱后，医生可以更精确地选择治疗方案，避开使用可能发生耐药的药物，对药物治疗的效果和耐药性进行预测。

> **划重点：** 耐药是肺癌治疗过程中的"拦路虎"，医患必须合力对抗，通过医生精细的治疗方案策划、患者的全力配合以及科研人员的不懈努力，终将打倒这个"拦路虎"。

（肿瘤科　姜　龙）

58 解开化疗的"谜团"

在抗癌的征途上,化疗略显神秘,往往伴随着患者及家属的复杂情绪:既是希望之光,也是挑战与考验的象征。

特异性的攻击肿瘤细胞

化疗是一种利用化学药物干预疾病进程的治疗方法。在肿瘤治疗中,化疗药物通过静脉注射、口服或其他给药途径进入人体,"靶向"作用于肿瘤细胞,旨在抑制其生长、分裂,甚至诱导其死亡。基于肿瘤细胞与正常细胞在生长、代谢等方面的差异,化疗药物可特异性的攻击肿瘤细胞,减少对正常细胞的损伤。

化疗药物种类繁多,根据作用机制可分为几大类:干扰DNA合成的药物(如氟尿嘧啶等)、破坏DNA结构的药物(如顺铂等)、抑制有丝分裂的药物(如紫杉醇等)等。每种药物或药物组合,都有其独特的适应证和最佳使用时机,应由医生根据患者的具体情况制定个性化的治疗方案。

化疗的多种"角色"

❶ 根治性治疗的"主力军"

针对某些对化疗高度敏感的肿瘤(如特定类型的白血病、淋巴瘤等),化疗可作为主要治疗手段,达到根治疾病的目的。通过足够剂量和疗程的化疗,杀灭体内大部分甚至全部肿瘤细胞,使患者获得长期生存。

❷ 辅助化疗,协同作战

在手术或放疗前后进行的化疗称为新辅助化疗,其目的在于通过杀灭手术或放疗难以触及的微小病灶,减少癌症复发风险,提高治疗效果。新辅助化疗的应用使得许多早期或局部晚期肿瘤患者的预后得到了显著改善。

❸ 姑息治疗,提高生活质量、延长生存时间

对晚期或转移性肿瘤患者而言,化疗虽难以根治,但可通过控制肿瘤

生长、缓解症状（如疼痛、呼吸困难等）提高患者的生活质量，延长生存期。这种治疗策略体现了化疗在肿瘤综合治疗中的人文关怀。

不良反应与应对策略

化疗药物在杀灭肿瘤细胞的同时，不可避免地会对正常细胞造成一定损伤，从而引发一系列不良反应。不良反应的类型与程度因人而异，大多数可通过适当的管理和干预得到有效缓解。

- **消化系统反应**：恶心、呕吐、食欲不振是化疗常见的不良反应。近年来，抗呕吐药物的发展极大地改善了这一状况，但仍需患者保持饮食清淡、少量多餐，必要时可遵医嘱服药。
- **骨髓抑制**：化疗可能导致白细胞、红细胞、血小板等血液成分减少，增加感染、贫血和出血的风险。定期监测血常规，及时调整化疗剂量或给予支持治疗（如输血、使用升高白细胞的药物）是预防和管理骨髓抑制的关键。
- **脱发**：化疗引起的脱发通常是暂时性的，在停止化疗后头发会逐渐再生。患者在化疗期间可选择帽子、围巾等配饰，调整心理状态，从而度过这段时期。
- **其他不良反应**：化疗还可能引起口腔溃疡、手足综合征、神经毒性等不良反应。针对这些不良反应，医生会根据患者的具体情况制订个性化的护理计划，包括局部用药、调整用药方案、提供心理支持等。

更多手段、更小不良反应，未来可期

随着医学科技的飞速发展，化疗领域也在不断创新与突破。靶向治疗和免疫治疗等新兴疗法的出现，为肿瘤治疗提供了更多选择。靶向药物能够精准地作用于肿瘤细胞的特定靶点，减少对正常细胞的损伤；而免疫疗法则通过激活患者自身的免疫系统来攻击肿瘤细胞，实现了治疗理念的革命性转变。

未来，化疗将不再是孤立的治疗手段，而是与靶向治疗、免疫治疗等多种疗法相结合，形成更加精准、高效的肿瘤综合治疗模式。同时，随着

对肿瘤生物学特性的深入认识，以及药物研发技术的不断进步，我们有理由相信，化疗的不良反应将进一步减轻，疗效将更加显著，为更多患者带来希望与光明。

划重点： 化疗是治疗恶性肿瘤的重要方法之一，发挥着不可替代的作用，让许多患者的生命得以延续。科学家和医生们一直在不断研发疗效更好、不良反应更低的化疗药物，帮助更多患者与恶性肿瘤抗争。

★ **特别提醒** → 面对恶性肿瘤的挑战，你并非孤立无援，有医生、家人以及治疗团队陪伴。坚持听从医嘱，积极对待治疗，你会发现自己比想象的强大得多。无论你身处何种境遇，都要记得给自己足够的关爱和温暖。

（肿瘤科 姜 龙）

59 别把化疗"妖魔化"

肿瘤患者常会听到有关化疗的各种"恐怖"故事,从恶心、呕吐、脱发,到整个人变得虚弱无力。这些固有印象在许多人心中留下了阴影,将化疗和痛苦画上等号。事实真的那么可怕吗?

化疗不良反应因人而异

化疗是否会引发不良反应及不良反应的程度与许多因素有关。

- 患者的体质。每个人的体质和身体状况不同,对化疗药物的反应也不同。此外,患者的年龄、总体健康状况甚至基因都可能影响化疗的不良反应表现方式与程度。例如,一些有慢性疾病或身体较弱的患者可能更容易发生不良反应。
- 化疗药物类型。化疗药物种类繁多,每种药物的作用机制和不良反应类型都有所不同。
- 剂量与疗程。通常来说,化疗剂量越大、疗程越长,引起的不良反应可能越明显。

应对化疗不良反应

化疗的不良反应可能给患者带来不小的压力和困扰,但大部分不良反应在化疗结束后都会逐渐消失。此外,医生和护士也有许多策略和方法帮助患者更有效地应对这些症状,提高患者在治疗期间的舒适度和生活质量。

- 恶心和呕吐。预防性给予5-HT3受体拮抗剂(如昂丹司琼等)、NK-1受体拮抗剂(如阿瑞匹坦等)、格雷司琼透皮贴剂等药物,可有效预防和控制恶心呕吐。
- 脱发。部分化疗药物会影响到发根细胞,导致脱发。患者可以使用特制的冷帽降低头皮温度,以减少发根细胞的受损,从而降低脱发的风险。

- 乏力或疲劳。即使在充分休息的情况下，进行化疗的患者也可感到疲劳或乏力。心理咨询服务可帮助患者缓解焦虑、恐惧等负性情绪，增强对治疗的信心和依从性；指导患者进行放松训练：如深呼吸、冥想、瑜伽等，有助于减轻身体紧张感，改善心理状态；舒适环境，确保病房环境整洁、安静、舒适，温度适宜，有利于患者休息和恢复，避免强烈的光线、噪声等刺激，减少患者不适感。

- 口腔病症。一些化疗药物会导致口腔疼痛，出现溃疡、干燥或出血等情况。对此，医生会开具局部麻醉药、止痛药或口腔护理液，以减轻疼痛和促进愈合。

- 食欲下降、体重减轻。由于呕吐、口腔病症或对食物的厌恶，患者可能会出现食欲下降，导致体重下降。医生会根据患者情况制定个性化饮食计划，必要时提供肠内或肠外营养支持，确保患者获得足够的营养。

划重点： 化疗是一种有效的恶性肿瘤治疗手段，其不良反应并不是每个人都会遇到的，并且，临床上有多种方法可以缓解这些不良反应。所以，化疗并不像传说中的那样恐怖，恰恰相反，它可能是你战胜病魔的重要"武器"。

（肿瘤科　姜　龙）

60 化疗期间，牢记 6 要点

化疗在肺癌治疗中起着重要的作用，但它的不良反应，也让很多患者感到恐惧与不安。实际上，化疗的可怕程度可能被夸大了。患者可通过以下 6 个注意点，有效应对化疗的毒副反应。

❶ 饮食调整，少食多餐

以清淡的食物为主，选择易消化、富含蛋白质和营养的食物，如瘦肉、水果和蔬菜等；避免辛辣、油腻和刺激性食物。

❷ 均衡活动与休息

患者可以适当进行运动锻炼，如散步等，有助于增强身体抵抗力，同时注意休息和保持良好的睡眠，避免过度疲劳和剧烈运动。

❸ 情绪支持

化疗可能带来身体和心理上的压力，患者容易出现低落、惆怅等负性情绪，反而加重化疗的不良反应。故在化疗期间，患者需保持积极心态和良好的情绪状态，避免过度紧张和焦虑，必要时可以寻求家人、朋友或心理医生的帮助。

❹ 防治静脉炎

目前，随着经外周静脉穿刺中心静脉置管（PICC）和输液港等技术的普及，静脉炎的发生率已逐渐减少。发生静脉炎者可用多磺酸黏多糖局部外涂，必要时使用硫酸镁湿敷。

❺ 定期随访

患者需定期监测血常规、血生化，进行影像学检查，及时了解治疗的效果和不良反应，并根据医生的建议及时调整药物及剂量，确保化疗安全进行。

❻ 合理防护，避免感染

化疗药物会引起骨髓抑制，导致机体抗病能力下降。化疗期间，患者应尽量避免去人多密集的地方，防止感染。

划重点： 化疗是抗肿瘤治疗的重要手段。通过恰当的调整，能有效应对化疗引起的不适症状，提升患者的生活质量。

（肿瘤科　沈　岚）

治疗篇

61 为什么化疗越做越"难捱"

很多晚期患者一提化疗就"色变",还有很多患者感到化疗后的不良反应一次比一次大,这是为何?其实,这与很多因素相关。

逐渐"痛苦"的化疗

❶ 患者耐受力降低

常见的化疗不良反应有呕吐、恶心、乏力,肝肾功能异常等。有些化疗方案还会引起皮疹、脱发,以及手脚麻木、疼痛等症状。各种各样的不良反应对机体会产生一定影响,包括体力、身体状态,以及脏器功能等,导致患者对化疗的耐受性变差。

❷ 不良反应累积

随着化疗次数增加,化疗药在体内发生蓄积,引起的不良反应也会逐渐加重,从而使患者感觉化疗一次比一次难受。

❸ 主观感受影响

很多患者在化疗前就产生了严重的恐惧和紧张等负性情绪,这些情绪使患者无法正常生活和睡眠,加重化疗不良反应。

从容面对,科学应对

❶ 调整健康饮食习惯

胃肠道反应是化疗时常见的不良反应,患者往往会出现恶心、呕吐、食欲不佳等,故摄入必要的营养尤其关键。患者可以选择高蛋白质、高纤维素、易消化的饮食,减少刺激性、高糖、油腻的食物摄入。

❷ 提高免疫力

治疗期间,患者往往感到乏力、疲惫,此时,适当的锻炼和充足的睡眠是非常必要的,有利于增强免疫力,并缓解化疗不良反应带来的不适症状。

❸ 保持良好的心理状态

积极向医生、家属、朋友寻求支持，调整自己的心理状态，正确认识疾病，积极配合治疗，减轻负性情绪对身心健康的影响。

划重点： 虽然化疗给人一次比一次"难捱"的感觉，但这是有原因，也有改善的方法和应对措施，患者不可因噎废食。

（肿瘤科　沈　岚）

62 化疗后，警惕骨髓抑制

化疗药物在抑制或杀伤肿瘤细胞的同时，也会攻击体内处于增殖期的正常细胞群，产生一系列不良反应，其中以骨髓抑制最值得关注。

什么是骨髓抑制

化疗的不良反应包括恶心、呕吐、脱发、骨髓抑制等，其中最常见也是最严重的不良反应是骨髓造血功能被破坏与抑制。大部分化疗药物都会造成骨髓抑制，患者的骨髓造血功能被抑制，表现为白细胞、中性粒细胞、血红蛋白、血小板等降低，增加感染、出血、贫血的发生风险，甚至危及生命，也会导致下一周期化疗时间的延迟，无法完成标准剂量的化疗药物治疗等，对患者的治疗产生不利影响。

人体中性粒细胞的平均生存时间为6~8小时，化疗后骨髓抑制最早出现，也最常见的是白细胞，尤其是中性粒细胞的减少。通常在化疗后4~7天发生，持续3~5天，2~3周后恢复正常。血小板和红细胞生存期较长、更新较慢，因此化疗药物导致的血小板和红细胞减少相对少见。

哪些患者易发生骨髓抑制

患者的性别、年龄、肿瘤分期等都与化疗后骨髓抑制的发生相关。例如：女性、高龄患者和Ⅲ、Ⅳ期肺癌患者更易发生骨髓抑制。因此，此类患者宜选择低剂量、低毒性的化疗药物进行治疗。此外，患者有无吸烟史、体重指数及化疗前白细胞、血红蛋白、白蛋白水平等也会影响骨髓抑制的发生率。患者在化疗开始前，应严格戒烟、合理饮食、补充营养，提高机体免疫力，以减少骨髓抑制的发生风险。

如何监测和预防骨髓抑制

骨髓抑制最直接的影响就是外周血中各细胞数量的减少，因此血常规检查是监测化疗后骨髓抑制最直接、有效的方法。患者在化疗前应检测血常规，将白细胞、血红蛋白和血小板等作为化疗前参考水平。化疗过程中，患者应至少1周进行1次血常规检查，监测以上指标的变化情况。

化疗前预防性应用骨髓保护药物可有效降低骨髓抑制的发生风险。若患者出现骨髓抑制，医生会根据实际情况进行相应的处理。

划重点： 大部分化疗药物都会导致化疗后骨髓抑制的发生，但患者也不要过分担忧，定期检查血常规可以及时发现骨髓抑制，并采取针对性的干预措施。

（检验科　陈长强）

63 靶向治疗,让癌细胞"无处遁形"

你可曾想过,如今的医疗手段也能像科幻电影中的智能导弹一样,精准打击癌细胞,而不伤害身体其他部分呢?如今,这一想法已成为现实。

靶向治疗,精准攻击癌细胞

靶向治疗是一种"有靶心"的医疗手段。想象一下,如果肺癌细胞是隐藏在身体中的"坏蛋",那么靶向治疗就是"特工队",能够识别并精准打击坏蛋。靶向治疗药物是配有智能导航系统的微型导弹,可以锁定并消灭带有特定标记的癌细胞。这种方法不同于化疗的"地毯式轰炸",它更像进行了精确的"狙击",直接命中目标,将对周围正常细胞的伤害降到最低。靶向治疗既提高了攻击癌细胞的效率,又大大减轻了患者的身体负担,使患者的生活质量得到了显著提升。

靶向治疗具有"特异性"

每个肺癌细胞都有其独有的特征,就像每个人有独一无二的指纹。在仔细分析癌细胞、找出它们特定突变或蛋白质标记后,即可掌握其"弱点"。癌细胞的弱点便成了治疗的"钥匙"。根据"钥匙"选择合适的靶向药物,便可精确地锁定并攻击带有特定标记的癌细胞,产生理想的疗效。

> **划重点:** 靶向治疗就像治疗肺癌的"智能导弹",为诸多患者带来了新的希望。同时,靶向治疗也是一种高度个性化的治疗方式,只有当患者的癌细胞与药物相匹配时,才能发挥最佳作用。

(肿瘤科 沈 岚)

64 靶向治疗前，基因检测"先行"

小王被确诊为肺癌，了解到靶向药物对抗癌有奇效，便向医生提出了进行靶向治疗的想法。对此，医生不置可否，建议小王先进行基因检测。

精准识别致癌基因

化疗如"地毯式轰炸"，在杀伤肿瘤细胞的同时，对自身正常组织也会造成伤害。靶向药物像定位导弹，能精准识别肿瘤细胞，对正常组织损伤相对小很多。不过，靶向治疗并不适合所有肺癌患者，仅适用于癌细胞带有特定"标记"的患者。因此，当患者被诊断为肺癌时，医生通常要求患者进行基因检测，确定是否有合适的靶向药物可以使用。

靶向药物和肺癌驱动基因间的关系犹如"刀鞘"和"刀刃"，只有一一对应，才能让"刀刃入鞘"，达到治疗效果。基因检测的主要目的是精准识别致癌基因，找到合适的"刀鞘"。肺癌的驱动基因种类众多，常见的有包括 EGFR、ALK、ROS1 等。对这些驱动基因进一步检测，还能发现不同类型。例如：EGFR 基因突变分为 19 外显子缺失、20 外显子插入和 21 外显子突变等类型，而 ALK 和 ROS1 基因则以融合突变形式为主。不同点位的基因突变对同一种靶向药物的效果有时差异很显著，不同类型的突变需要使用不同的靶向药物进行治疗（图 16）。

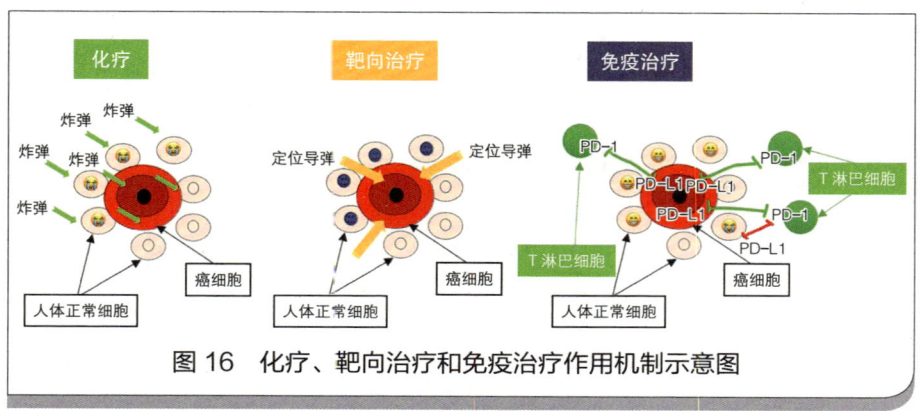

图 16 化疗、靶向治疗和免疫治疗作用机制示意图

基因检测，指导靶向药物选择

只有通过基因检测，才能准确判断哪种靶向药物对患者最有效。

- 避免无效治疗和过度治疗。如果患者没有相关基因突变，使用靶向药物则可能无效。基因检测结果可以避免无效治疗和过度治疗。因此患者及家属千万不要抱着侥幸心理。

- 个体化救治。基因检测是实现个体化救治的基础。虽然大部分驱动基因突变位点可能一致，但对于具有特定基因突变，尤其是对于携带原发耐药基因突变的患者而言，可以选择针对性的靶向药物，或改用其他治疗策略，从而提高患者的治疗效果和生活质量。

划重点： 靶向治疗前进行基因检测是非常重要且必要的，它可以帮助医生制定更精准、有效的治疗方案，提高患者的生存率和生活质量。

（病理科　赵继开）

65 服用靶向药物必知

认识靶向药物不仅有助于更好地理解治疗过程，也能帮助患者做出更明智的健康决策。

靶向药物并不适用于所有肺癌患者

靶向药物主要针对特定类型的非小细胞肺癌。此外，并非所有患者都适合使用靶向治疗，不同肺癌患者可能有不同的基因变异，而这些变异直接决定了哪种靶向药物能有效地攻击癌细胞。准确的基因突变信息能让医生为患者选用最合适的靶向药物，量身定制治疗方案，同时避免了无效治疗和不必要的不良反应。

靶向药物有不良反应

靶向药物的最常见不良反应包括皮肤毒性、消化道毒性、心血管毒性和神经毒性等。皮肤毒性的常见表现为皮肤瘙痒、痤疮样皮疹、手足综合征、色素沉着、毛发脱落等；消化道毒性表现为腹泻、恶心、呕吐、口腔黏膜炎等；心血管毒性表现为心悸、心律失常、左心室射血减少等，严重者可能发生心力衰竭；神经毒性表现为头晕、头痛，可有周围神经病变，以感觉神经异常为主。无论医师还是患者，都需要了解并正视靶向药物的不良反应。患者应积极配合医师做好相应的监测，出现相关症状后及时就医；但也不可因噎废食，不宜自行减少药量或中断治疗。

靶向治疗讲究规范

自行调整剂量或改变服用方式可能会削弱药物疗效，或增加药物不良反应的发生风险。因此，严格按照医生的指导服用靶向药物不仅可以使治疗效果最大化，还可以降低潜在风险。因此，患者在治疗过程中切莫自行更改药量或停药。

靶向治疗耐药了怎么办

长期服用某些靶向药物会让癌细胞"学会"抵抗这些药物的攻击，导致靶向药物耐药。患者须定期行影像学检查，监控肿瘤的变化和药物疗效。一旦发现药物效果减弱或肿瘤有新的变化，须再次进行组织活检或基因检测，在此基础上调整治疗方案，包括更换不同机制的靶向药物，联合其他治疗方式（如化疗、放疗等）。

划重点： 靶向治疗在肺癌治疗中占据重要地位，治疗前一定要进行基因检测，才能找准"靶点"，将肿瘤"一网打尽"。

（肿瘤科 沈 岚）

66 免疫治疗那些事

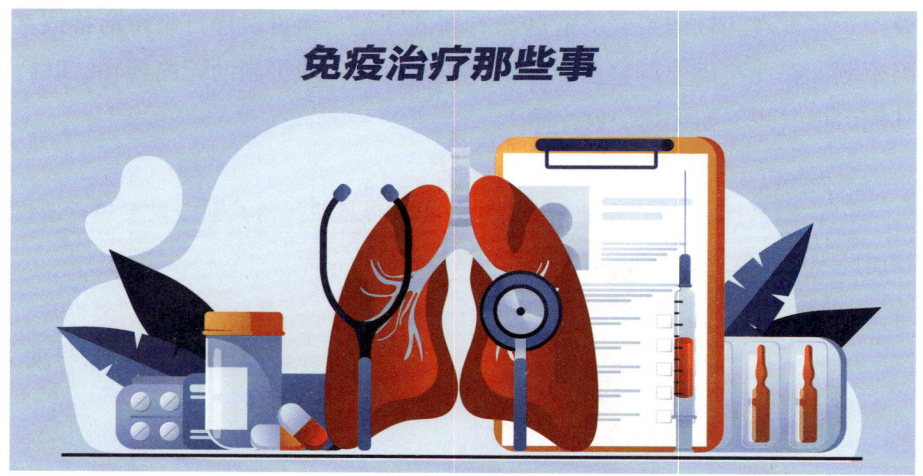

提起肺癌的治疗手段，大多数人对化疗、放疗和靶向治疗有一定了解。殊不知，近年来，免疫治疗也在肺癌治疗上"大显身手"。

何为免疫治疗

免疫治疗能够帮助免疫系统识别肿瘤细胞，达到杀死肿瘤细胞的目的。正常情况下，机体的免疫系统是"警察"，时刻在身体内寻找"不法分子"（病原体或癌细胞）并消灭它们。肿瘤细胞很聪明，它会伪装成"好人"，躲避免疫细胞的"追捕"，发生增殖、转移。而免疫治疗能够使肿瘤细胞重新被机体的免疫系统识别，起到杀伤肿瘤细胞，延长患者生存时间，提高其生活质量的作用。

常见的免疫治疗药物有哪些

目前在肺癌治疗中，获批且提及最多的免疫治疗药物是免疫检查点抑制剂。免疫检查点抑制剂可以通过阻断PD-1/PD-L1的结合，使T细胞恢复杀灭肿瘤细胞的能力，达到抗肿瘤的目的。目前，PD-1抑制剂包括帕博利珠单抗、纳武利尤单抗、信迪利单抗、卡瑞利珠单抗等；PD-L1抑制剂包括度伐利尤单抗、阿替利珠单抗等。这些药物在肺癌治疗领域已取得了一定成效。在使用免疫药物前，通常用免疫组化的方法进行PD-L1检测，帮助医生制定合适的治疗方案，预测部分免疫检查点抑制剂的疗效。

免疫治疗适用于所有肺癌患者吗

并非每个肺癌患者都可以使用免疫检查点抑制剂，如自身免疫性疾病、长期使用激素、肝炎病毒感染未控制、人类免疫缺陷病毒（HIV）感染以及有严重间质性肺疾病的患者，不宜使用免疫治疗。

免疫治疗的不良反应包括心肌炎、肺炎、皮疹及免疫相关性肠炎等。大多数不良反应发生在用药后几周至3个月间。患者在治疗过程中随访血常规、肝肾功能、甲状腺功能等，如有异常，需及时就医。大多数免疫相关不良反应可以通过暂停给药或使用类固醇皮质激素控制并逆转，患者不必过分恐慌。

划重点： 免疫治疗能帮助免疫系统识别肿瘤细胞，达到杀死肿瘤细胞的目的，但并非每位肺癌患者都适合免疫治疗。免疫治疗过程中若出现不良反应，患者不用过度恐慌，及时就医治疗即可。

★ **特别提醒** → 免疫治疗在抗击肺癌中占据重要地位。希望患者积极配合治疗，与病魔斗争到底。

（肿瘤科　沈　岚）

67 免疫治疗前，为什么要做基因检测

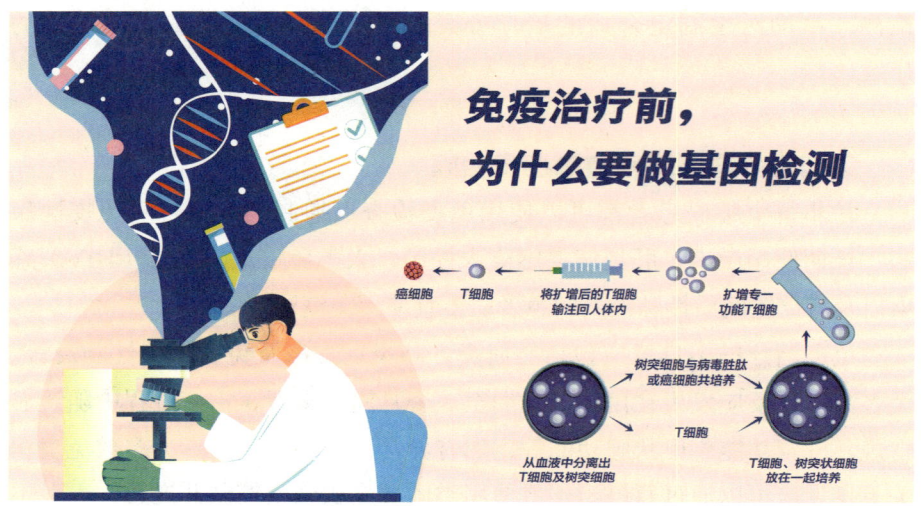

听说免疫治疗抗癌作用显著，一位晚期肺癌患者来到医院，要求医生为其开具免疫治疗药物。然而，在评估全身情况，查看基因检测报告后，医生却认为这位患者更适合进行靶向治疗。免疫治疗与靶向治疗有何区别？如何选择？

免疫治疗和靶向治疗的区别

靶向治疗和免疫治疗都是近十年来新兴的恶性肿瘤治疗方法。进行靶向治疗前，基因检测是必要的，只有进行基因检测后，才能明确治疗靶点，选择最合适的药物。因此，基因检测是肺癌患者开展靶向治疗的前提。

进行免疫治疗前，医生也常要求患者进行基因检测，但这里检测的不是直接作用于特定基因突变的肿瘤细胞，而是作用于患者免疫机制的相关细胞。例如：免疫检查点抑制剂是通过解除免疫抑制、活化T细胞功能，激活免疫系统，提高对肿瘤细胞的杀伤能力。

如何检测免疫治疗相关标记物

目前，肿瘤免疫治疗相关的生物标记物有PD-L1、肿瘤浸润淋巴细胞、肿瘤突变负荷、微卫星不稳定及基因表达等。多种检测手段可用于上述标记物的检测，如免疫组织化学、二代测序技术、多重免疫荧光标记技术等。其中，肺癌免疫治疗中最常用和常规检测的标记物是肿瘤细胞PD-L1的蛋白表达，可用免疫组织化学方法进行检测。

哪些肺癌患者适合免疫治疗

一般地说，大多数非小细胞肺癌患者宜先进行靶向治疗。若基因检测结果中明确患者不存在 EGFR、ALK、BRAF 等驱动基因突变，无法使用相应的靶向治疗时，可寻求免疫治疗的帮助。当然，临床上也经常将免疫治疗和其他治疗方法联合使用，如化疗联合免疫治疗，靶向治疗联合免疫治疗等，以期达到更好的疗效。

划重点： 免疫治疗和靶向治疗的作用机制不同。免疫治疗也可能带来相关不良反应，患者应在医生指导下规范治疗。

（病理科　赵继开）

68 何为"多联用药"

为提升肺癌治疗效果,临床上常"多联用药"。不同种类的药物是如何"搭配"的?哪些患者需要多联用药?多联用药有何注意事项?

药物治疗肺癌的常见措施

- **化疗药物**。为全身性治疗用药,通过作用于肿瘤细胞不同分裂周期,起到杀伤肿瘤、抑制生长的作用。目前常用的化疗药有顺铂、卡铂、培美曲塞、紫杉醇、多西他赛、吉西他滨等。
- **靶向治疗药物**。如针对 EGFR 突变,有吉非替尼、阿法替尼、阿美替尼、奥希替尼等药物;针对 ALK 融合,有阿来替尼、克唑替尼等药物。
- **免疫检查点抑制剂**。通过激活 T 细胞活性,达到抗肿瘤的目的。目前的 PD-1 抑制剂包括帕博利珠单抗、纳武利尤单抗、信迪利单抗等;PD-L1 抑制剂包括度伐利尤单抗、阿替利珠单抗等。
- **抗血管生成药物**。如安罗替尼、贝伐珠单抗等。

哪些患者适合多联用药

- **PD-1 抑制剂 + 化疗**:可用于治疗 EGFR 或 ALK 野生型的晚期非小细胞肺癌。
- **抗血管生成药物 + 化疗**:可用于治疗晚期非小细胞肺癌。
- **表皮生长因子受体-酪氨酸激酶抑制剂(EGFR-TKI)+ 化疗**:可用于治疗 EGFR 基因突变的晚期非小细胞肺癌。
- **表皮生长因子受体-酪氨酸激酶抑制剂(EGFR-TKI)+ 抗血管生成药物**:可用于治疗 EGFR 基因突变的晚期非小细胞肺癌。
- **PD-1/PD-L1 抑制剂 + 化疗**:可用于广泛期小细胞肺癌。
- **PD-1 抑制剂 + 抗血管生成药物 + 化疗**:可用于治疗 EGFR 突变靶向耐药后的晚期非小细胞肺癌。
- **PD-L1 抑制剂 + 抗血管生成药物 + 化疗**:可用于治疗晚期非小细

胞肺癌。

多联用药需要注意什么

- **选择适当的药物治疗方案**。根据患者的具体情况选择适当的多联用药方案，尽量减少药物不良反应的发生。
- **积极预防不良反应的发生**。了解多联用药方案中，不同药物可能引起的不良反应，并及时给予预防与干预措施，尽量避免造成不适。
- **定期随访和评估**。定期对患者进行随访和评估，及时发现和处理突发问题。

划重点： 多联用药抗肺癌可以提高治疗效果。医生会根据患者的病情，制定个体化的治疗方案，同时，及时发现和处理药物不良反应，给患者带来更好的生活质量。

（肿瘤科　沈　岚）

69 不必对放疗"敬而远之"

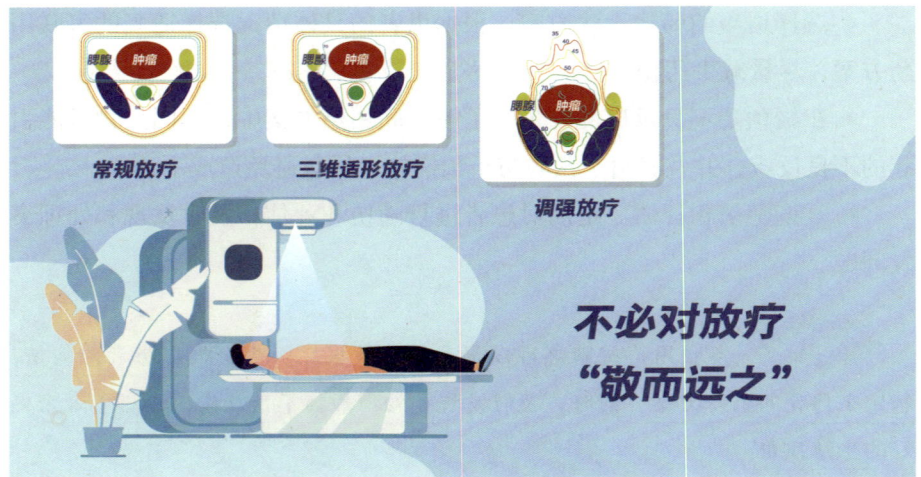

在癌症治疗中,放疗扮演着不可或缺的重要角色。70%左右肿瘤患者在病程的不同阶段都可能接触到放疗。放疗可以治疗癌症、控制病情,减轻患者的痛苦,提高生活质量。

何为放疗

放疗即放射治疗,利用高能量的辐射来帮助控制或杀死异常生长的细胞,尤其是癌细胞。聚焦的、高能的放射线能够破坏这些异常细胞的遗传物质 DNA,使其失去再生能力,从而杀伤肿瘤细胞。如今,放疗、手术、化疗被称为恶性肿瘤的"三大核心治疗手段"。放疗属于局部治疗,主要针对局部的肿瘤病灶,及微小的局部肉眼或影像学检查不可见的高危区域。

放疗怎么做

不同类型的辐射,如 X 线、伽马射线或带电粒子束,可以用于放疗。现代放疗技术主要包括立体定向放射治疗、三维适形放疗、调强放疗、图像引导放疗及质子重离子治疗。治疗计划和辐射剂量根据患者的病情、癌症类型和部位，以及身体其他因素而定。

根据治疗目的不同，放疗可分为根治性放疗和姑息性放疗，一般根据放疗与手术、化疗的治疗顺序，又可以分为（手术前）新辅助放疗、（手术后）辅助放疗、同期放化疗等。发生全身转移的晚期肿瘤患者可对局部病灶行放射治疗，达到减轻症状的目的。

常规放疗为周一至周五每天照射1次，周六周日休息2天。放疗疗程、每次放疗时间因肿瘤性质、形状、位置、患者的身体情况、病程的早晚、放疗技术而异。通常，肺癌患者的放疗持续4～7周，每次几分钟至十几分钟不等。立体定向放疗一般隔天1次或1天1次，疗程约2周，每次治疗持续十几分钟至半小时不等。

放疗前，需要做哪些准备

放疗前，医生会为患者制定个性化的治疗方案，明确目前放疗的价值和目的，精确定位要治疗的区域，瞄准要攻击的目标（癌细胞），最大限度地减少对周围正常组织的损伤。治疗前，患者须进行一次模拟治疗，用和治疗时相同的体位躺在治疗床上，由医师在内部系统中核查摆位误差，以确保放疗的精确度。

放疗安全吗

直线加速器是目前最普遍使用的放射线治疗仪器，这种仪器本身不具有辐射。随着仪器、计算软件及影像的进步，放疗医生能够制定更细致的治疗计划，更精准地将必需剂量发射到恶性肿瘤区域，从而提高疗效，降低不良反应。

尽管放疗可能导致疲劳、放射性食管炎等并发症发生，但这些不适通常会在治疗结束后逐渐缓解。放疗是一个由专业医疗团队制定和监控的治疗过程，医生将根据患者的状况和需求进行个体化治疗方案的制定，如有任何不适，患者可向医生及时反馈。

划重点： 放疗被喻为"隐形的手术刀"，医生能够像使用手术刀一样精准地瞄准和消灭癌细胞，通过最大限度地将放射线的剂量精准集中到病灶处杀灭肿瘤细胞，最大限度减少对正常组织和器官的伤害。

★ **特别提醒** → 科学认识放疗，努力对抗肿瘤，赢得健康未来。

（放疗科　冯　雯）

70 放疗，消灭肺癌"大有可为"

放疗是精准的"射线枪"，通过照射肿瘤部位杀死癌细胞，可以应用于抗癌治疗的任何阶段。然而，许多患者和家属对放疗存在误解，认为放疗会对身体造成很大的伤害，而错失了宝贵的治疗机会。

早期肺癌的放疗：精准出击，实现根治

早期肺癌发现得比较早，病灶的体积较小，没有发生局部淋巴结的转移与远处转移。放疗适应人群可以考虑立体定向放疗（SBRT）。它是通过多个角度将 X 射线瞄准小病灶进行集中高强度照射，无创、并发症少，对患者肺功能影响小，疗程短，治疗效果好。

中期肺癌的放疗："放疗 + 化疗 + 免疫治疗"模式

局部进展期不等于晚期。针对不可手术的局部晚期肺癌患者，放疗联合全身化疗是标准的治疗方法。身体条件允许的情况下，越早开始放疗，治疗效果越好。近些年，研究证实放化疗后给予免疫巩固治疗可以显著延长Ⅲ期不可手术肺癌患者的生存期。随着放化疗联合免疫的临床研究的继续开展，这种治疗模式将会为更多的局部晚期不可手术的肺癌患者，带来长期生存和临床治愈的可能。

晚期肺癌的放疗：精准阻击，延缓进展

❶ 针对肺癌寡转移的治疗

药物治疗（化疗、靶向或免疫）是基础，肺癌患者发生有限的部位和数量的转移称为寡转移。寡转移状态是肿瘤生物侵袭性较温和的一段时期，是局限性原发灶与广泛性转移之间的过渡阶段，转移瘤数目有限且只能转移特定的器官。

一方面，针对药物治疗后的寡残留灶，立体定向放疗可显著延长疾病控制时间及总生存时间。有证据显示在药物治疗的基础上，对原发灶及所有转移病灶联合局部治疗，可以进一步提高生存率。另一方面，药物治疗后局部进展，放疗可延缓药物更换，最大限度发挥药物疗效。针对靶向治疗耐药情况，如果只是局部病灶在增大，可以不用马上更换靶向药物，通过联合放疗来控制局部增大的病灶，尽量延缓更换靶向药物的时间。

❷ 针对肺癌广泛转移的治疗

广泛转移则是全身多个器官均出现转移病灶，呈现"多器官""多病灶"的特点。对于广泛转移的患者，放疗可作为姑息减症的治疗手段。如骨转移疼痛、肿瘤堵塞或压迫气管引起呼吸困难、肿瘤侵犯压迫脊髓引起瘫痪危险等，放疗能够缓解患者的症状，减轻痛苦，预防椎体骨折导致的肢体瘫痪。

此外，放疗还是脑转移治疗的首选方案。目前，立体定向放疗技术已成熟地应用在脑转移瘤的治疗中，而多发颅内转移仍考虑全脑放疗。全脑放疗可以有效减轻脑转移的神经系统的症状。

划重点： 在肺癌治疗过程中，放疗可以发挥不同作用。无论是早期、局部进展期或晚期，放疗都能单独或者联合使用，来达到良好的治疗效果。随着医疗技术的持续提升，放疗正日益精确、精准，更安全、更有效、更人性化。

（放疗科　冯　雯）

71 哪些肺癌患者适合放疗

治疗肺癌，尤其是早期肺癌，手术是首选。无法手术的肺癌患者便无计可施了吗？答案显然是否定。放疗和消融治疗是无法手术治疗患者的好选择。

人群1：无法手术的早期肺癌患者

放疗是利用高能量射线杀死肿瘤细胞的一种治疗方法，对患者身体条件要求不高，是非常安全、有效的抗癌手段。

王老先生今年75岁，患有早期肺癌，由于他年龄较大，患有冠心病，且经医生详细评估后，认为王老先生的心肺功能不佳，不宜进行手术治疗，可选择立体定向放疗。经过一段时间的放疗后，王老先生的肿瘤明显缩小，症状也得到了改善。临床上，医生常建议不能手术的早期肺癌患者，如高龄、心肺功能差、合并其他严重内科疾病而具有手术或麻醉的高风险者，以及心理原因或其他特殊原因拒绝手术者进行放疗。

此外，病灶较小、恶性程度不高但肿瘤位于肺部深处的患者也适合放疗。否则，手术治疗将使这些患者失去较大面积的肺组织，而放疗则是保肺，且实现精准、有效的替代治疗方法。

人群2：多原发早期肺癌患者

多原发早期肺癌是指在一个肺或双肺内，同时或先后发生的2个或多个原发性肺癌。针对这样的患者，手术治疗依然是首选，但在首次手术治疗后，后续多发病灶的治疗常令人感到棘手：手术治疗不可能"一而再、再而三"。此时，无论从治疗效果还是尽可能保留患者健康肺组织角度而言，放疗都是理想的治疗方法。对于多原发早期肺癌患者而言，放疗是一种有效且无创的局部治疗手段，治疗同时能最大限度地保留肺功能，提高患者的生活质量。

划重点： 决定是否对早期肺癌患者采用放疗或消融治疗（如射频消融、微波消融等），通常取决于多个因素，包括肿瘤大小与位置、患者的整体健康状况等。

★ 特别提醒 → 早期肺癌没有办法进行手术治疗？放疗来帮忙。

（放疗科　冯　雯）

72 "疗"如指掌行放疗

临床上，经常会遇到患者不理解什么是放疗，因放疗过程复杂烦琐而产生抱怨。今天，就让我们揭开放疗的神秘"面纱"。

放疗"班子"有哪些成员
- **放疗医生**：根据患者的具体情况，制定个性化的放疗方案，勾画放疗的靶区。
- **物理师**：制定最佳的放疗计划，同时保证辐射剂量的安全。
- **技术员**：精准摆位，保证治疗的准确性，是放射治疗的执行者。

放疗流程有哪几步
❶ 医生接诊，制定方案

放疗医生接诊患者，结合患者的病情，评估放疗的可行性，制定个性化的放疗方案，与患者及家属沟通病情。从放疗开始到结束，患者应至少每周去一次主诊医生的门诊就医，以便医生了解放疗情况和不良反应，并及时处理。

❷ 制作模具，固定体位

为使患者在每次放疗时维持相同体位，保证射线能够精准地照到病灶，每个患者都有自己的"专属模具"，包括体表固定的头颈肩面罩、身下放置的真空垫等。患者在制作模具时，须保持放松，找到最舒适的体位，并保持20分钟左右，使定位膜成型。

❸ 模拟定位，确定靶区

模拟定位是在模拟放疗的情况下，对患者进行CT定位扫描，确定靶病灶的位置（即靶区）。定位时，医生会在患者的皮肤或模具上画出定位标记线。患者须根据医生的指令配合进行呼吸和屏气。

❹ 勾画靶区，精准打击

靶区，就是需要照射的肿瘤病灶的区域。放疗医生在模拟定位的CT上勾画靶区的范围，制定照射的剂量和次数。靶区范围过小，可能导致肿瘤不能受到充分打击，而造成肿瘤复发、转移；靶区范围过大，可能导致正常组织器官被误伤。

❺ 二次定位，多重保障

靶区勾画完成后，患者还需要进行二次定位，也叫模拟复位。医生将确定真实放疗时的中心，并在体表画上新的标记线。标记线非常重要，患者需要保持标记线清晰，直到放疗结束。

❻ 设计计划，反复优化

物理师会根据医生的处方来制定放疗计划，通过计算模拟出射线的参数和条件，制定出既可以最大限度杀伤肿瘤，又能最大限度保护正常组织器官的放疗计划。一个优质的放疗计划需要医生和物理师反复调试和优化，才能保证放疗成功进行，这个过程一般需要数天，患者需耐心等待。

❼ 计划验证，最后把关

在正式放疗前，患者需要在常规模拟机下透视，对照射位置和剂量做最后的验证，确保肿瘤没有"脱靶"。如果验证不通过，还需要重新设计放疗计划。放疗过程中，医生也会根据情况定期进行照射位置的验证，动态关注病灶变化，及时调整放疗计划。

❽ 一切就绪，实施放疗

技术员根据模拟定位时的体位固定好患者（摆位），启动加速器进行放疗。患者每天需按照规定时间来院，每次放疗耗时几分钟，放疗时没有疼痛，不需要麻醉。一般，一个放疗疗程需1～6周，周一至周五每天一次或隔天一次治疗。

划重点：放疗过程中须谨遵医嘱，牢记放疗的时间、次数。出现任何不适时，须及时联系医生进行处理。放疗结束后，患者需要定期随访，以评估疗效和不良反应。

（放疗科 刘 君）

73 放疗前后,值得关注的几点注意

患者首次接触放疗时往往感到疑惑和不安,不知道放疗会对人体产生哪些影响?需要注意些什么?下面就通过这篇文章来解答患者心中的疑惑。

放疗前的 4 点注意

❶ 规律作息

保持充足睡眠,切忌熬夜。适度运动,如散步、快走等以增强体力。避免劳累和情绪波动。

❷ 保证营养均衡

多补充优质蛋白,如牛奶、鱼虾、瘦肉、鸡蛋等,多吃新鲜水果和蔬菜。以清淡饮食为主,避免食用油炸类、烟熏类的食物,切忌食用重油辛辣的食物;戒烟、戒酒。

❸ 穿着舒适

尽量穿着宽松、舒适的衣服,避免频繁摩擦皮肤,保持局部皮肤干燥、清洁,切忌用肥皂擦洗照光部位及涂抹化妆品。

❹ 保持定位线清晰

每日自查身上的红色或紫色定位线,保持定位线清晰与完整。当定位线不清楚时,应由医生重新描画,切忌自行描画。

放疗后的 4 点注意

❶ 观察治疗区域的皮肤情况

放疗区域出现的红斑多可自行消退,患者不必过于紧张;出现红肿、皮炎、破溃等症状时,应及时告知医生。

❷ 警惕放射性肺炎

胸部肿瘤患者在放疗结束后的 1～3 个月内,可能会发生放射性肺炎。出现发热、咳嗽、胸闷、呼吸困难等情况者,应及时就医进行对症处理。

❸ **适当运动**

加强照光区域的功能锻炼和恢复，预防局部功能障碍，如头颈部放疗后可练习张口，腋窝淋巴结放疗后练习抬臂锻炼等。

❹ **定期随访**

放疗期间，患者应遵医嘱每周至门诊复查1～2次血常规，血象低于正常值时，及时联系医生进行相应处理。放疗完成不等于"万事大吉"，应规律复查血常规，尤其是同步化疗的患者。放疗结束后1个月，患者应遵医嘱随访。

> **划重点：** 不同患者的身体情况、病情和治疗方案不一样。总体而言，放疗的不良反应较轻，大部分会在放疗结束后逐渐恢复正常，患者不必过分恐慌。

（放疗科 刘 君）

74 放疗＋免疫治疗，晚期肺癌的"曙光"

对驱动基因阴性的晚期非小细胞肺癌患者而言，免疫治疗联合立体定向放疗（SBRT）不仅能消灭病灶，还具有免疫调节的作用，让更多患者有机会获得长期生存。

放疗会打击免疫力吗

不少患者或家属因担心放疗会破坏免疫力而犹豫不决。其实，免疫力是一个动态的状态。肿瘤治疗可能引起局部炎症，激发人体产生抗炎与抑制炎症的力量，从而让组织完成修复。因此，放疗可以在很大程度上改善肿瘤微环境，在合适的剂量分割和参与时机情况下，可能可以为免疫力"赋能"。

放疗＋免疫治疗，双效打击癌细胞

放射治疗除了具有直接杀伤肿瘤细胞的作用，还会引起肿瘤微环境中的免疫细胞数量及功能的改变，增强免疫功能对抗肿瘤的能力。对于驱动基因阴性的晚期非小细胞肺癌患者而言，在有效控制疾病的基础上，早期进行立体定向放疗能够有效控制病情发展，延长免疫治疗可能造成的耐药发生时间。在后续治疗的选择上，越来越多证据提示，立体定向放疗联合免疫治疗能够发挥"1+1＞2"的作用。

划重点： 放射治疗不仅是免疫治疗的强化剂，还是免疫"游戏的改变者"。放射治疗能改善肿瘤微环境，强化体内免疫系统对抗癌细胞的能力，且局部放疗产生的不良反应低，患者接受度高。立体定向放疗联合免疫治疗能达到"1+1＞2"的效果。

★ **特别提醒 →** 立体定向放疗联合免疫治疗模式将为越来越多晚期肺癌患者带来新希望。

（放疗科　冯　雯）

75 认识新辅助治疗

新辅助治疗是抗癌"战疫"打响的"第一枪",可在短时间内降低肿瘤负荷,减少肿瘤细胞的数量,为潜在可以进行手术治疗的患者争取手术机会。同时,新辅助治疗还能降低手术风险和创伤,减少手术后并发症的发生,提升患者远期生存质量。

新辅助治疗是什么

新辅助治疗又称术前治疗,是在手术前通过化疗、放疗、靶向治疗、免疫治疗或其他手段,在短时期内使肿瘤缩小、分期降低,提高手术的可切除性。同时,新辅助治疗还能消灭或预防术前可能存在的微转移灶,为潜在的手术治疗患者获得手术机会,降低手术后局部复发和远处转移的发生率,延长患者的生存期。

哪些患者适合新辅助治疗

并非所有肺癌患者都适用于新辅助治疗。新辅助治疗的主要目的是为了实现肿瘤"降期",以适应手术需要。可以直接进行手术治疗的早期恶性肿瘤患者,或者晚期、出现了远处转移、失去根治手术机会者,不宜采取新辅助治疗。通常,新辅助治疗适用于局部进展期、有潜在手术机会的患者,如肿瘤较大但无远处转移、中央型肿瘤、侵犯邻近结构或淋巴结转移等肺癌患者。

新辅助治疗有哪些形式

肺癌的新辅助治疗包括新辅助化疗、新辅助放疗、新辅助靶向治疗与新辅助免疫治疗。

术前、新辅助治疗一般需要2~4个周期,一个周期为21天,可在保证疗效的同时,不过度影响患者的免疫力,增强患者对手术耐受性,降低手术并发症的发生风险。完成新辅助治疗后,根据治疗情况,患者一般可于 3～6 周内进行手术治疗。

新辅助治疗有哪些不良反应

接受新辅助治疗的患者可能出现食欲下降、恶心、呕吐、腹泻、肝肾功能损伤、白细胞下降、血红蛋白减少、血小板减少等不良反应，但大多数不良反应可以通过药物治疗得到缓解，并在新辅助治疗结束后逐渐恢复。

划重点： 是否采取新辅助治疗，须根据患者的具体情况而定，必要时还需要多学科团队共同讨论后商定。在新辅助治疗过程中，患者需密切监测自身是否发生了不良反应，并根据治疗效果及时进行手术治疗或调整后续治疗方案。

★ **特别提醒** → 新辅助治疗，新的治疗希望，为患者创造更多可能。

（肿瘤科　沈　岚）

76 新辅助治疗"显身手"

近年来,"新辅助治疗"一词常出现在大众视野中,但大多数人并不了解它的作用与意义。

哪些患者适合新辅助治疗

并非所有肺癌患者都需要接受新辅助治疗,新辅助治疗主要适用于以下几类肺癌患者:

- **局部晚期肿瘤**:当肿瘤的大小或位置使直接手术切除变得十分困难,或造成明显的功能损害时,可以先进行新辅助治疗,从而缩小肿瘤,提高手术成功率,减少创伤。
- **快速进展的肿瘤**:面对生长迅速、容易扩散的肿瘤,新辅助治疗有助于控制病情,防止癌症在手术治疗前扩散。

理性看待新辅助治疗

新辅助治疗并非万能。首先,新辅助治疗可能带来一系列不良反应,如恶心、脱发、免疫力降低等。因此,在决定使用新辅助治疗前,医生需要详细评估患者的健康状况,准确判断新辅助治疗的适应证、禁忌证,提供个性化的治疗方案。其次,新辅助治疗不能完全替代手术、放疗等其他疗法。在许多情况下,患者需要接受综合治疗,如此才能最大限度地提高生存率和生活质量。

划重点: 新辅助治疗是近年来癌症治疗领域的一大创新,但它并非"不二法门",只有在适当情况下,新辅助治疗才能发挥最大作用。患者和家属需理解这一治疗模式,做好充分准备,积极配合治疗。

★ **特别提醒** → 面对癌症,患者要战胜恐惧,保持坚定的信心,配合医生进行科学的治疗,共同创造奇迹。

(肿瘤科 姜 龙)

77 肺癌防"栓",刻不容缓

肺癌患者是静脉血栓的高危人群。静脉血栓是血液在静脉系统内凝结成块,血管部分或完全阻塞致使静脉血回流不畅而引起的一系列病症,主要包括深静脉血栓和肺栓塞。此外,患者在进行手术、放疗和化疗治疗时,血管易损伤,且术后患者长时间卧床,活动量减少,下肢血液循环减慢,进一步增加了血栓形成的风险。

如何预防静脉血栓

静脉血栓的形成十分隐匿,严重者甚至有生命危险。因此,预防静脉血栓形成尤为重要,常用的措施包括:

- **基础预防**:患者应戒烟、戒酒,适当运动,尤其注重下肢活动,长期卧床患者应着重进行勾脚与绷脚、抬腿与屈伸腿等活动,以促进血液循环,防止血栓形成。
- **辅助运动**:自主活动困难的患者可以在家属辅助进行下肢运动,穿梯度压力袜或使用足底静脉泵等,促进静脉血液回流。
- **药物预防**:静脉血栓的高危患者可在医生指导下使用抗凝药物,并按时复查,以便医生依据患者状况及时调整用药。

如何监测静脉血栓

肺癌患者术后、放疗或化疗期间,应定期随访并监测患者的健康状况,及时发现血栓形成的迹象,并尽早干预。常用的监测方法包括:

❶ **症状观察**

深静脉血栓患者常以单侧下肢肿胀、疼痛为主要表现,伴有发热和活动障碍;肺栓塞患者则常表现为突发的呼吸困难、胸痛、咯血等。如出现上述症状,患者应尽快就医。

❷ **实验室检查**

在凝血功能检测中,D-二聚体是静脉血栓常用的筛查指标。在血栓形成时，D-二聚体水平会显著升高，由于其特异性较低，主要用于鉴别诊断。近年来，新型血栓标志物被应用于静脉血栓栓塞的监测中。例如：血栓调节蛋白、凝血酶-抗凝血酶Ⅲ复合物水平升高多提示患者血管内皮受损、凝血系统被激活，血栓形成的风险增加。

❸ **影像学检查**

超声检查是下肢深静脉血栓形成的首选检查方法，操作简便、安全无创。肺动脉CT造影检查能够显示血栓的位置和大小，是诊断肺栓塞常用的影像学检查方法。

> **划重点：** 静脉血栓是肺癌患者术后、放疗或化疗中常见的并发症之一，通过合理的预防和监测，可以有效降低其发生率和危害程度。肺癌患者及家属应充分了解静脉血栓的相关知识，积极配合医生治疗，提高患者的生活质量。

（检验科　郭璐璐）

78 中西医结合疗效好

生病了,看中医还是西医呢?有人说西药疗效快,有人说中医才治本。其实,中医、西医各有优势,两者并不冲突。如今,越来越多患者选择中西医结合治疗。中西医结合治疗是如何"结合"的?

中西医结合如何抗肿瘤

中医理论基于阴阳五行、脏腑经络等学说。中医治疗注重整体观念和个体化治疗,通过中药、针灸等手段调理身体,达到治疗疾病的目的。西医是一种基于循证医学的现代医学体系,强调对疾病的病因、病理进行深入研究,通过药物、手术、放疗等手段治疗疾病。中西医结合治疗能将中医和西医的理论与实践相结合,形成一种更加全面、个性化的治疗模式。它不仅关注疾病的病理变化,还注重人体的整体机能和个体差异。在治疗过程中,医生会根据患者的具体情况,综合运用中医和西医的诊断方法和治疗手段,制定个性化的治疗方案,从而提高疗效,减轻患者痛苦。

中西医结合,各取所长

中西医结合治疗可以充分发挥中医与西医的优势。例如:病毒或细菌感染者在急性感染期间,西药治疗可以快速清除病原体,中药或针灸治疗可以改善乏力、干咳、食欲缺乏、失眠、大便不调等症状,帮助患者尽快恢复。对某些肿瘤患者来说,西医的手术和药物治疗可以控制肿瘤生长和扩散,中医药治疗可以缓解放疗与化疗的不良反应,提高生存质量。此外,中西医结合治疗不仅关注疾病的治疗,更注重提升患者的整体健康。通过中医的养生保健方法,可以帮助人们调整生活方式,提高防病与抗病能力。

：中西医结合治疗融古贯今，能够提升疗效，减轻患者痛苦，提高生活质量。

★ 特别提醒 → 中西医结合治疗，融合传统与现代，共创健康未来。

（中西医结合科　周亚宁）

79 中医药如何治肺癌

很多人认为中医药治疗肺癌是"以毒攻毒",毒性越大、疗效越好。其实不然。草药的毒性并非选方用药的依据,更不是预测疗效的标准。中医药治疗肺癌是根据中医基础理论进行辨证论治的。

中医"眼"里的肺癌

肺癌是以咳嗽、胸痛、咯血、乏力为主要临床表现的疾病,隶属于"肺岩""肺积"或"咳嗽"等肺系疾病。肺癌发病大多与过度疲劳、饮食不当、情志不畅有关,身体抵抗外邪能力下降,邪毒乘虚而入,肺脏功能失调,出现痰湿、气滞、血瘀等情况,于是日久形成肺癌。中医药在肺癌的治疗方面发挥了重要作用,尤其在改善患者生存质量方面,具有重要临床意义。

肺癌的中医辨证治疗

中医治疗肺癌以扶正祛邪为原则。

存在咳嗽、胸闷、反复低热、时常口干、夜间睡觉出汗、心烦失眠等情况的患者,一般属于阴虚内热证型,可以选用北沙参、麦冬、天花粉等中药养阴清肺。

存在咳嗽痰多、食欲不佳、神疲乏力、大便溏薄者,多由脾虚痰湿引起,治疗应当选用具有益气健脾、化痰祛湿功效的中药,如人参、白术、茯苓、陈皮、制半夏等。

存在胸痛、咳嗽、胸闷气急、舌有瘀斑等症状者,多属气滞血瘀,可以选用桃仁、红花、当归活血通络,柴胡理气;若痰中带血,可以选用仙鹤草、茜草、藕节炭祛瘀止血。

存在神疲乏力、气短、口干,活动后和夜间睡觉出汗者,多属气虚兼阴虚,应注重补气和养阴,可以选用四君子汤加沙参麦冬汤。

此外,一些具有清热解毒功效的中药材常被用于肺癌的治疗中。例如：半枝莲具有清热解毒、散瘀止血的功效；白花蛇舌草具有清热解毒消痈的功效；山慈菇具有清热解毒，消痈散结之功效；蜂房、干蟾皮具有解毒、止痛的功效。

划重点： 中医药治疗肺癌有原则、有方法，需辨证论治，才能更好地发挥中药的功效。

★ 特别提醒 → 了解中医治疗肺癌的基本原则，科学认识肺癌，才能战胜疾病。

（中西医结合科　周亚宁）

80 煎中药，并非"中药加水煮"那么简单

煎中药，并非"中药加水煮"那么简单

"最近，我因为失眠去中医科就诊，配了些中药回家，这些中药怎么煎呢？""煎药很简单。找个大锅将药和水全放进去，慢慢煮就行。"中药汤剂自古以来在中医药治疗中占有重要地位。然而，要想充分发挥中药的疗效，正确的煎药方法至关重要。

煎药前，做好准备

① 准备煎药容器

俗话说，工欲善其事，必先利其器。煎药器具宜使用砂锅，因为砂锅性质稳定、不易与药物发生化学反应，且受热均匀持久。或者也可使用搪瓷器皿或不锈钢锅。切记不能使用铁、铜、铝等金属器具煎药，它们容易与药物发生化学反应，影响药效。

② 浸泡中药饮片

一日一剂，将中药饮片放入锅中，加入足够的水（液面没过药材 2 厘米左右），浸泡 30～60 分钟，使草药中的有效成分充分溶解于水中，煎出来药更"浓"。

煎药注意方法

❶ 煮沸二煎草药

一般地说，一帖药材宜煎 2 次。头煎，将浸泡好的中药饮片用大火煮沸后，转小火继续煮 20～30 分钟，用纱布或滤网将药液滤出；二煎，再加水，液面略过于药材，大火煮沸后转小火继续煎煮 15～20 分钟，再次滤出药液。分两次煎药能使药材的有效成分充分释放。

❷ 混合再分服药液

煎药须分两次，但服药是将两次煎煮得到的药液混合、搅拌均匀后服用。中药饮片一般每日一剂，分早晚两次加热后服用（每次约 200 毫升），或根据医生的建议将药液分成其指定的剂量。

医生在讲述煎药方法时，常会用到一些专业术语。了解这些"煎药术语"有助于保证治疗效果。

❶ 先煎

医生特别嘱咐"需要先煎的药物"应先煎煮约 30 分钟。某些特殊药物可能需要煎更久，具体操作要求谨遵医嘱。

❷ 后下

在先煎的药物煎至预定时间前 5～10 分钟投入后下的药材，后下的药材与其他药材再煎 5～10 分钟。

❸ 包煎

将需要包煎的饮片装入布包或纱布包内，与其他药物一起煎煮。

❹ 另煎

名贵药材可单独煎煮约 2 小时，所得药液与其他药物煎得的药液混合后服用。某些特殊药物需遵医嘱另行煎煮。

❺ 火候掌握

煮沸后，应调至小火，避免因火候过大导致药液蒸发过多或饮片烧焦。药煎煮好后，应趁热滤出药液。避免因温度降低，有效成分溶解度降低而沉淀。

❻ 药液保存

煎好的药液应存放在阴凉处，避免阳光直射最好置于冰箱冷藏。同时，为确保药液新鲜，宜每次煎取一日剂量。

划重点： 煎药最好使用砂锅，加水没过饮片2厘米、浸泡30分钟，大火煮沸后转小火。头煎约30分钟，二煎约20分钟，趁热滤出，合并药液，早晚分服。特殊药物煎煮方法须遵医嘱。

★ 特别提醒 → 掌握正确的煎药方法有助于充分发挥中药的疗效，为健康助力。

（中西医结合科　周亚宁）

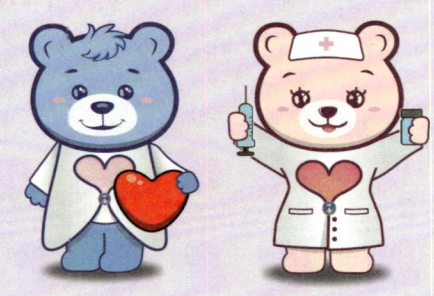

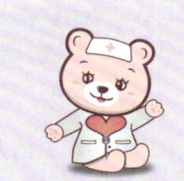

康复篇

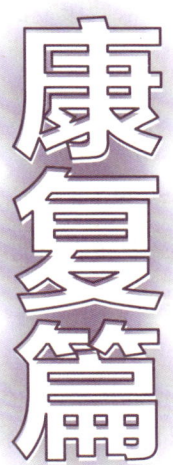

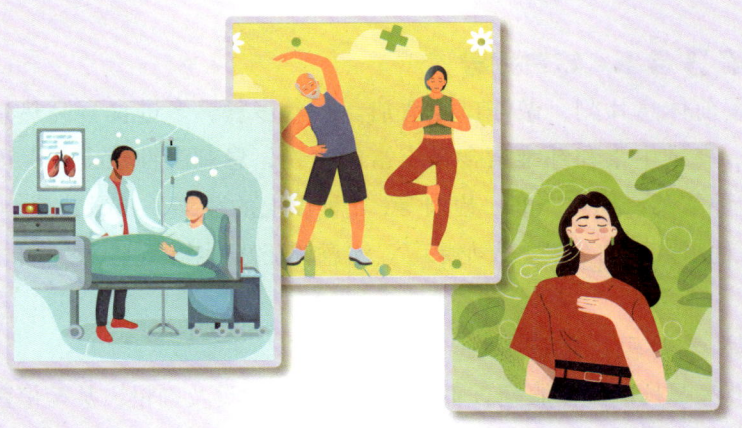

81 出院后，牢记6件事

出院不是治疗的结束，而是术后康复的开始。其中，有些与疾病相关的问题需要引起患者重视。

第1件事：监测体温

每日定时监测体温。体温≥38℃时，宜多饮水，通过温水擦拭、使用冰袋等方式进行物理降温。体温不降或不适感明显者应及时就医。

第2件事：运动指导

每天坚持进行深呼吸功能锻炼3～4次，每次20分钟。根据自身情况，循序渐进增加活动量，忌长期卧床。术后3个月，术侧手不提重物，不从事重体力及高强度劳动。加强术侧肢体锻炼，如进行爬墙运动、外展运动等。尝试练习太极拳或八段锦，从而促进肺功能康复，增强免疫力。

第3件事：饮食指导

餐前休息片刻，做好口腔清洁。少食多餐。多进食含高热量、高蛋白质、高维生素和纤维素含量丰富的食物，忌刺激性饮食。保证每天吃1～2种荤菜，如鱼、虾、瘦肉等；2种以上的蔬菜，如绿叶菜、蘑菇等；1～2种水果，如苹果、火龙果等。注意调配好食物的色、香、味。

第4件事：用药指导

遵医嘱长期规律服药，不擅自更换药物种类及剂量，甚至停药。服药期间不饮酒、浓茶及咖啡等，避免影响药性。观察用药后的反应，如出现不适应立即就医。

第5件事：伤口护理

伤口愈合期注重营养均衡，如多吃富含优质蛋白质和维生素等食物。

伤口应保持清洁、干燥，发生渗血、渗液时，及时清理和换药。伤口愈合的过程中，可能会出现瘙痒感，患者应避免挠抓。伤口出现红、肿、热、痛、渗血、渗液、水疱、疼痛加剧或伴有发热等情况时，患者须及时就医。既往有糖尿病史者，应监测血糖、控制饮食、增加运动量、规范用药等，避免血糖波动影响伤口的愈合。

第6件事：定期随访

出院3～4周进行第1次随访（具体按出院小结上医生规定的时间进行复查）；术后2年内，每半年随访1次；术后2～5年内，每年随访1次。有特殊情况者随时就医。

划重点： 手术后，患者可能会出现疼痛、咳嗽、疲乏、胸闷、睡眠不佳、食欲下降等症状，如症状持续加重，应及时就医。

（护理部　冯　竞）

82 肺癌术后"三要事"

肺癌根治术后，肺癌患者应该如何面对新生活，应对新挑战？有哪些需要注意的关键点？

第1件要事：随访

肺癌手术后随访是关乎患者后续康复以及生活质量的关键步骤，一定不能忽视。那么，随访到底"查"些什么？

● **及时发现并处理并发症**。手术治疗肺癌后，患者可能会出现肺炎、气胸、胸腔积液等肺部并发症。发生呼吸困难、胸痛等症状者，应及时与医生沟通，获得有效的治疗。即使没有异常，患者也应当按照医生的嘱咐规范随访，排除并发症发生的隐患。

● **及时"捕捉"肿瘤复发与转移迹象**。有些患者在手术后仍面临癌症复发或转移的风险，须定期复查，防止癌症"死灰复燃"。

第2件要事：活动和锻炼

肺癌术后，适当活动和锻炼（如散步、深呼吸等）有助于提高患者的身体素质、增强免疫力、促进创口愈合，恢复正常的生活节奏。但需要注意的是，所有活动和锻炼都需要在医生的指导下进行，避免过度疲劳。

第3件要事：心理调整

● **接受现实**。患者须勇敢面对身患肺癌的事实。明白虽然疾病不幸降临到自己身上，但只要采取科学的医疗技术和正确的治疗方式，就可以改善病情，恢复健康。

● **保持积极情绪**。积极乐观的态度对恢复有着不可估量的影响。肺癌术后，康复是一个缓慢的过程，易让人产生焦虑等负性情绪，而保持良好心态对抗癌有积极作用。患者可将负性情绪与亲朋好友沟通，也可以与肺癌患者"抱团取暖"，从而建立有效的社交支持系统，增加抗癌信心。

- **主动参与治疗**。患者应掌握自己的病情，积极配合医生完成治疗。主动参与治疗不仅可以帮助患者建立信心，还可以使患者在治疗过程中获得更多掌控感。
- **调整生活节奏**。手术后的生活可能与以往有很大的不同，患者需要学会适应和接受这样的改变。例如：可能需要调整工作和生活的节奏，改变饮食习惯，或者开始进行一些新的身体锻炼等。

划重点： 肺癌患者手术后恢复是个全面的过程，包括活动和锻炼、并发症防治和心理调整等多个方面。只有做好这些，患者才能早日恢复健康。

★ 特别提醒 → 在对抗肺癌的路上，患者不是孤身一人，医生、家人朋友都会默默守护在患者身边。因此，希望患者认真对待术后护理工作，与医护人员一同走向健康，走向未来。

（肿瘤科 姜 龙）

83 术后照护，不再"无从下手"

手术后如何照护患者，照护过程中可能面临哪些挑战等，常困扰着患者家属。那么，肺癌术后有哪些照护要点？怎样做能使患者尽快康复？

伤口疼痛怎么办

疼痛是每个经历手术的患者不可避免的问题。不同患者对"痛"的忍耐度不同，因此，掌握有效的疼痛管理策略，对提高术后生活质量意义重大。具体方法如下：

- **深呼吸与放松锻炼**：面对程度较轻的疼痛，患者可尝试深呼吸和放松锻炼，有助于缓解肌肉紧张感，减轻疼痛。
- **物理治疗**：疼痛明显者可以借助冷敷和热敷等物理方式改善血液循环，从而缓解疼痛。
- **药物治疗**：适用于疼痛难以忍受者。必要时，患者应至疼痛门诊就医，寻求专业医生的帮助。

伤口愈合慢怎么办

如何让伤口愈合得更快、更好，是许多患者关注的问题。通常，做到以下3点可促进伤口康复：

- **保持伤口清洁**：渗血、渗液明显者须及时就医，保持伤口清洁，以防感染。
- **保证营养均衡**：摄入足够蛋白质、维生素和矿物质等，是促进伤口愈合的基础。不过，患者应避免饮食过于油腻，讲究营养均衡，戒烟、戒酒。
- **休息与睡眠**：充足的休息和睡眠有助于术后恢复，增强免疫力。故手术后，患者不宜过于操劳。

手术后康复活动怎么做

术后早日下床活动不仅是康复的一种方式，更是一种积极的生活态度。不过，手术后患者活动之初，应在医生和专业康复人员的指导下进行，避免活动过度导致身体受损。身体活动对健康的益处主要体现在以下3方面：

- **促进血液循环**：适当的身体活动有助于提高血液流动速度，改善血液循环。
- **防止下肢深静脉血栓形成**：适度活动可避免下肢深静脉血栓形成与脱落，避免肺栓塞等疾病的发生。
- **改善心肺功能**：适当进行运动能使血液更顺畅地流通至全身，使肺部得到充分换气，有助于改善心肺功能。

划重点： 做好疼痛管理，保持伤口清洁，保证营养充足，适当的身体活动，都是术后康复必不可少的环节。

★ **特别提醒** → 手术后恢复须有信心与耐心。只要坚定信念，患者定能重新拥抱健康，重返美好生活。

（肿瘤科　姜　龙）

84 伤口护理 3 件事

手术治疗肺癌后，身体会留下一道"新生"的瘢痕。如何妥善处理这个伤口，早日恢复健康？

第 1 件事：一般处理

保持清洁、干燥；发现异常渗血、渗液时，应及时就医。不触碰伤口。不要对伤口充满好奇，时不时想看看它有没有长好，无意识地挠、碰都可能给伤口造成不必要的刺激，增加感染风险。不随意更换敷料。手术伤口的敷料不是"创可贴"，敷料更换一般应由医护人员完成，患者及家属不可自行更换，以免增加伤口感染的风险。

第 2 件事：镇痛

● **药物镇痛**。根据疼痛程度的不同，可采用不同级别的镇痛药物。特别需要注意的是，所有的药物的使用都要在医生的指导下进行，以防药物滥用和不良反应发生。应注意，采取镇痛措施后，疼痛仍无法得到缓解者，应立即向医生求助，询问是否须更换治疗药物或采取其他治疗措施。

● **心理调控**。疼痛是身体感知伤口刺激的一种方式，通过正念、冥想等技巧有助于分散注意力，改变患者对疼痛的感知力。

第 3 件事：预防感染

尽管医护人员会采取一切可能的措施预防伤口感染，但有时感染仍防不胜防。

保持伤口干燥、清洁，遵医嘱使用抗菌药，定期更换伤口敷料等。与正常愈合的伤口相比，感染的伤口可能表现为红、肿、热、痛，甚至有脓液排出等。严重者可伴有发热、寒战等全身症状。患者须及时就医，接受规范的抗感染治疗。

：只要掌握了上述3个要点，正确护理术后伤口并非难事。

★ **特别提醒** → 手术后的疼痛只是暂时的，而健康却是永恒的。无论伤口有多大、多深，总有人陪你共渡难关。

（肿瘤科　姜　龙）

85 管理疼痛，促进康复

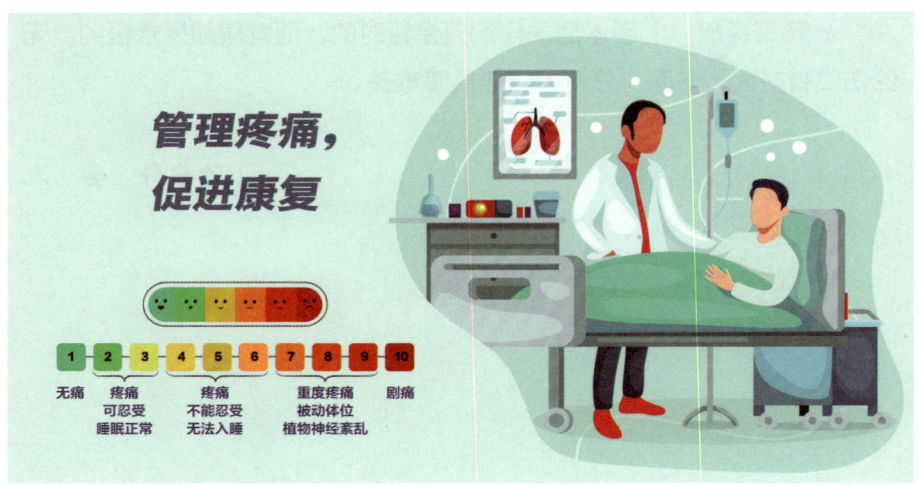

刚经历了一次复杂的胸部手术，术后康复应该怎么做？手术后康复并非一蹴而就，患者需要逐渐恢复体力，调整生活习惯，积极参与康复训练。

术后康复非常重要

手术后康复不仅指的是身体的恢复，更包含着心理建设和生活质量的改善。研究报告指出，手术后早期、中期、晚期的恢复各有不同的侧重点和目标，如早期的疼痛控制、中期的身体功能恢复和晚期的生活质量提高等。

疼痛管理是康复的"基石"

疼痛管理是手术后康复的"基石"。首先，良好的疼痛控制能够直接提高患者的手术后生活质量，帮助患者减少恐惧和焦虑情绪。其次，恰当的疼痛管理还可减少并发症的发生。例如：当疼痛控制得当，患者在手术后很快能够进行床边活动，从而有效防止肺部并发症等问题的发生。手术后初期，患者可使用止痛药物缓解疼痛。如果疼痛没有好转迹象，患者须了解以下几点知识：

- **评估疼痛强度**。疼痛有强弱之分，不同程度疼痛的应对方法不同。患者可以通过自我评估疼痛强度（从 0～10 代表不同疼痛程度），将结果告知医生，以便更好地调整疼痛管理方案。
- **采取多模式疼痛管理**。药物与非药物（如冷敷、热敷、按摩、听舒缓音乐等）结合的疼痛管理模式能更好地控制手术造成的疼痛。
- **个性化的疼痛控制方案**。每个人的疼痛体验和对疼痛的耐受度均不同，应由医务人员根据患者的个体差异，制定个性化的疼痛控制方案。

术后活动不可或缺

适度活动有利于身体功能恢复，防止肺部感染、深静脉血栓等并发症发生。手术后，患者应由简单的下床活动开始，逐步尝试走步、做康复操等运动。

划重点： 疼痛管理和适度活动是恢复的关键。做到这两点，康复之路没有想象中那么难。

★ 特别提醒 → 手术后的日子可能有困苦和疼痛，但请相信，前行的道路上一定有温暖的阳光。

（肿瘤科　姜　龙）

86 坦然面对术后不适

肺癌手术治疗后,患者可能会经历恶心、疼痛等不适。如何有效应对这些问题,对患者的康复至关重要。

术后,缓解疼痛首当其冲

疼痛是患者对手术感到恐惧的主要因素,也是患者在术后主诉最多的不良反应。肺部手术疼痛常见原因包括手术创伤、留置引流管、肋间神经损伤或压迫、胸膜受损、焦虑或紧张、术后体位不适等。术后镇痛对促进患者术后尽早恢复、降低术后并发症发生十分重要。目前,医生推荐患者采用预防性或按时、按需镇痛等策略,以达到最佳的镇痛效果和最小的不良反应。在具体实践中,通常采用多模式镇痛。多模式镇痛是指镇痛方法的联合及镇痛药物的联合。

此外,就肺部手术而言,患者在胸腔引流管留置期间往往疼痛感较强,而在引流管拔除后可有明显的疼痛缓解。因此,更好地配合医生完成术后康复锻炼,更早地拔除胸腔引流管也是缓解疼痛的有效手段。值得注意的是,有相当数量患者由于术后疼痛和乏力等原因,进行术后深呼吸及咳嗽锻炼的动力不足。建议患者可在晨起、午后或傍晚精力相对充沛的时间进行锻炼,也可在下地活动时一并进行锻炼。咳嗽时,患者可用对侧手掌按压在切口部位,以减少震动、牵拉引起的疼痛。

恶心、呕吐,术后 48 小时可缓解

术后恶心、呕吐是另一个困扰术后患者的不良反应,一些女性患者对术后恶心、呕吐的耐受力较疼痛更差。一般而言,女性、术后使用阿片类镇痛药、非吸烟、既往有术后恶心或呕吐史、晕动病史等,是术后恶心呕吐主要危险因素。医生会根据规范给予术后恶心、呕吐患者预防用药和术后止吐治疗,最大限度降低患者的不适症状。

患者在感到恶心时应尽量卧床休息,发生呕吐时将头部放低,以免发生呛咳，家属可轻拍患者背部，呕吐后使用温水漱口。保证病房内空气流通，患者可通过听音乐、看书等方式避免不良刺激。家属多与患者交流，了解其存在的不良情绪，并对其进行心理疏导，对于存在恐惧和紧张情绪的患者，多给予安慰和鼓励。进食时，尽量避开容易发生恶心的时间，多进食菜汤、粥、发酵乳等清淡、易消化的食物，多吃新鲜的蔬菜和水果、多饮水，以补充呕吐流失的水分，避免进食油腻、高脂肪和有刺激性的食物。通常，恶心、呕吐症状在手术48小时后将有明显缓解。

放松技巧+心理辅导，舒解负性情绪

长时间的疼痛与恶心，对于许多患者来说，不仅仅是生理上的折磨，更在心理上造成了沉重的负担。因此，心理疏导是许多患者缓解不适症状的重要途径。通过深呼吸、渐进性肌肉松弛等方法，能使患者放松身心，缓解紧张情绪，在一定程度上减轻患者对恶心、疼痛的感知力。

除放松技巧外，音乐疗法也是一种有效的心理疏导方式。聆听轻柔、舒缓的音乐，如大自然的声音、轻柔的钢琴曲等，能够帮助患者转移注意力，缓解焦虑情绪，带来宁静和放松的感觉，也有助于减轻不适感。

划重点： 术后感到疼痛、恶心时，不要害怕、焦虑。听从医生的指导，采取正确的应对措施，保持良好的心态，才能最大限度减轻不适症状。

（胸外科　周文勇）

87 肺癌术后吃些啥

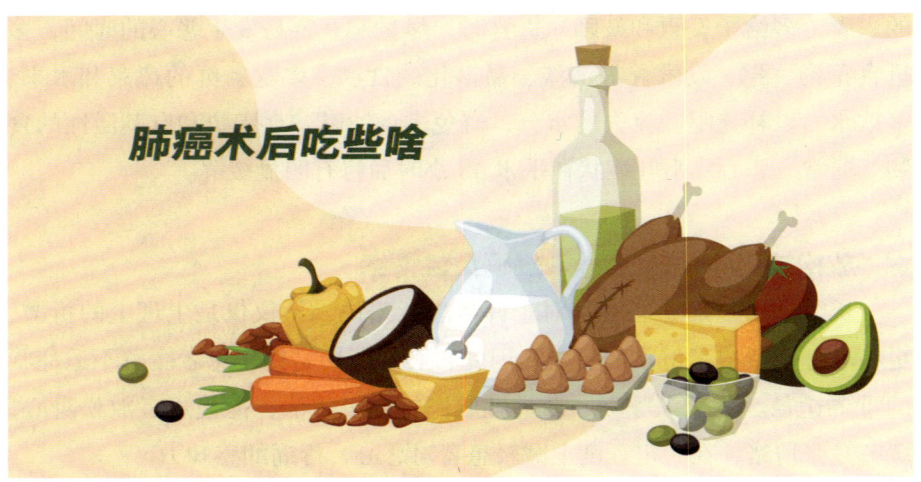

手术对患者的身体挑战巨大，急需丰富的营养帮助伤口愈合和身体恢复。然而，手术后的饮食并非"大吃大喝"那么简单，需要兼顾科学、合理、均衡。

均衡膳食是基础

手术后初期，患者身体较虚弱，此时的饮食应以清淡、细软、易消化的食物为主。并根据恢复情况，逐渐由流质（如米汤、蛋羹、藕粉等）、半流（如菜粥、面条、菜末、肉末等），过渡到正常饮食。患者在手术后可以采取少量多餐的形式，保证总体能量和营养素的摄入量。

需要注意的是，清淡饮食不是只吃素，也不是只喝白粥等，而是在膳食平衡的前提下，做到少油、少糖、少盐及少辛辣，并以较为健康的烹饪方式（如蒸、煮等）制作食物。

能量摄入要充足

饮食均衡是指摄入的食物种类和数量能够满足人体所需要的各种营养

素，并且保持适当的比例。《中国居民膳食指南（2022）》推荐，我国居民每日应摄入 12 种，每周应摄入 25 种以上食物，其中包括 5 大类的食物的组成（表 4）。按照一日三餐去分配食物种类，早餐至少摄入 3～5 种，午餐摄入 4～6 种，晚餐摄入 4～5 种，加零食 1～2 种。

表 4 建议摄入的主要食物种数 *

食物品种	平均每天摄入的种类数	平均每周摄入的种类数
谷类、薯类、杂豆类	3	5
蔬菜、水果	4	10
畜、禽、鱼、蛋	3	5
奶、大豆、坚果	2	5
合计	12	25

* 来源：《中国居民膳食指南（2022）》

摄入充足的能量和营养素对机体恢复很重要。手术后恢复期的患者，每日每千克体重宜摄入能量 25～30 千卡（1 千卡≈4.18 千焦）。中国居民平衡膳食宝塔（表 5）提供了适用于一般成年人 1 600～2 400 千卡能量需求的食物摄入建议。

表 5 一般成年人食物摄入建议

食物种类	不同能量摄入水平/（千卡/天）*				
	1 600	1 800	2 000	2 200	2 400
谷类（克）	200	225	250	275	300
其中全谷物和杂豆（克），薯（克）	50～150，50～100				
蔬菜（克）	300	400	450	450	500
其中深色蔬菜（克）	占 1/2				
水果（克）	200	200	300	300	350

续 表

食物种类	不同能量摄入水平/（千卡/天）*				
	1 600	1 800	2 000	2 200	2 400
肉类（克）	120	140	150	200	200
其中畜禽肉类（克）	40	50	50	75	75
其中蛋类（克）	40	40	50	50	50
其中水产品（克）	40	50	50	75	75
乳制品（克）	300	300～500			
大豆及坚果类（克）	25	25	25	35	35
油盐类（克）	油25～30，盐＜5				

*来源：《中国居民膳食指南（2022）》

蛋白质补充很重要，优质蛋白质要保证

充足的蛋白质对于伤口的愈合及机体的恢复至关重要。因此，在保证能量和其他营养素摄入的同时，患者可以适当增加优质蛋白质的摄入量。另外，还需注意蛋白质的互补作用，提高蛋白质的营养价值。例如，豆类蛋白质中富含赖氨酸，而谷物蛋白质中缺乏这种氨基酸，如果将豆类和谷物搭配食用，就可以实现蛋白质的互补作用，提高蛋白质的利用率。

划重点： 肺癌术后，患者的饮食应以清淡易消化为主，逐渐过渡到普通饮食，并注意在平衡饮食的基础上增加优质蛋白质的摄入量。

★ **特别提醒** → 科学合理的饮食摄入，对手术后患者的康复大有裨益。

（营养科　俞晓艳）

88 要对"发物"忌口吗

常有人认为,手术后吃"发物"会影响伤口愈合,一些患者也因此过度限制自己的饮食。实际上,面对"发物"不必过分恐慌,更不必将其"妖魔化"。

什么是发物

"发物"通常指可能诱发疾病或使疾病加重的食物。但每个人的体质和健康状况不同,"发物"是否适合食用须因人而异、辨证而论。例如:对过敏体质的人群而言,引起过敏反应的食物便是"发物",常见的有海鲜、鸡蛋、大豆、坚果等;对阴虚内热体质的人群而言,进食羊肉,尤其是在夏天吃羊肉会助热生燥,羊肉就是"发物",而对阳虚畏寒体质的人群而言,羊肉却是"补品";对于痰湿肥胖体质的人群而言,进食过多甜腻、高脂的食物可助湿生痰,则这些食物就是痰湿肥胖体质人群的"发物";尿酸偏高者进食高嘌呤食物(如海鲜、菌菇、动物内脏等)后,有发生痛风的风险,则高嘌呤食物就是高尿酸患者的"发物"。

手术后怎么吃

手术后,为了促进伤口愈合,需要蛋白质。因此,患者宜多进食优质蛋白质,如鸡蛋、瘦肉、牛奶、豆制品等。对鱼、虾、牛肉不过敏者,可适当摄入。饮食以清淡、易消化为主,多吃新鲜蔬菜、水果,避免进食辛辣、刺激、油炸及烧烤类食品;酒精可能影响伤口愈合,甚至与药物产生不良反应,故患者术后须戒酒。

> **划重点:** 手术后,为促进伤口愈合和身体恢复,患者须注意营养均衡,保证摄入足够蛋白质、维生素等。不同手术类型和手术后不同阶段可能需要不同饮食调整,患者应遵循医生的建议,根据自身情况合理安排饮食。

(中西医结合科 周亚宁)

89 化疗期间的饮食宜忌

化疗，作为治疗肺癌的有效手段，能杀灭癌细胞，也可能引起恶心、呕吐、食欲不振等不适。化疗期间如果饮食不得当，患者还可能面临营养不良、免疫力下降，甚至发生多器官功能衰竭的风险。那么，如何通过合理饮食减轻不适，促进身体恢复呢？

化疗前，为身体储备能量

化疗前，做好充足的营养储备，维稳免疫力，让身体能够"抗住"治疗阶段的营养消耗。食欲较好的患者，可以在日常平衡膳食的基础上，多摄入一些富含优质蛋白质的食物，如鱼、虾、牛肉、豆制品等。食欲较差或经口饮食不能完全满足营养需求的患者，可在医师或者营养师指导下，适当地补充一些口服营养制剂。另外，在化疗前 1~2 小时，患者宜适量摄入易消化的半流质，减轻空腹进行化疗可能带来的不良反应。

化疗时，灵活调整饮食

化疗时，患者可能出现食欲不振、恶心、呕吐、腹泻、白细胞减少等不良反应。

❶ **食欲不振**

宜少食多餐，并且选择能量密度高的食物，以保证总体能量和营养素的摄入。宜改变烹饪方式，改善食物的色、香、味以促进食欲。另外，适当地进行身体活动，促进肠道蠕动，以增加食欲。

❷ **恶心、呕吐**

宜进食能够中和胃酸的食物，如面包片、苏打饼干等，减轻胃部不适；避免油腻和甜食，以免加重症状；注意持续补充水分，防止剧烈呕吐可能引起的脱水，或者以淡盐水、椰子水等补充水分和电解质。

❸ **腹泻**

宜选择清淡、易消化的食物，如米粥、面条等；注意避免刺激性及粗纤维的食物，可适量摄取含有可溶性膳食纤维的食物，如燕麦、苹果等；适当服用益生菌可维护肠道菌群平衡。

❹ 便秘

宜增加膳食纤维的摄入，如多吃蔬菜、水果和全谷类食物；保持足够的水分摄入，适量运动，促进肠道蠕动。便秘症状严重者，可寻求合适的药物治疗；每日保持适当的运动，培养良好的如厕习惯。

❺ 白细胞减少

白细胞是免疫系统的重要组成部分，化疗药物可能导致白细胞减少，增加感染风险。为了提升白细胞数量，患者宜增加富含优质蛋白质的食物摄入，如瘦肉、鱼、豆类等。同时，选择富含维生素和抗氧化物质的多色新鲜蔬果，有助于减轻化疗不良反应。此外，注意食品卫生，避免生食，减少感染风险。

化疗间歇期，均衡饮食管理

两次化疗间的间歇期，饮食应注意循序渐进，逐渐给予易消化的高热量、高蛋白质、高维生素及矿物质、低脂的饮食模式。食物选择均衡且多样化，避免食用辛辣、刺激的食物，以免加重胃肠道负担。

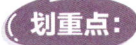：肺癌患者化疗期间应注意食物多样化，合理搭配，饮食均衡。

★ 特别提醒 → 养成均衡饮食的习惯，可减少化疗期间不良反应的发生风险，促进患者早日康复。

（营养科 俞晓艳）

90 放疗期间的饮食宜忌

放疗是肺部肿瘤患者治疗的重要方式,但放疗也可能带来放射性食管炎、放射性肺炎等不良反应,可导致患者食欲减退,食物摄入减少,从而影响营养状况。那么,患者在放疗期间应该如何调整饮食呢?

放疗期间的饮食原则

首先,注重能量摄入。放疗前1~3周,患者宜保持适当的能量摄入,满足身体基础需求。随着放疗推进,患者的能量需求可能会逐渐增加,需要增加能量供给,同时关注不良反应给身体带来的负面影响,及时做好调整和处理。

其次,蛋白质的摄入非常关键。放疗期间,患者的身体需要更多蛋白质来修复受损的组织和细胞。一般情况下,患者宜保证每日每千克体重摄入蛋白质1.2~1.5克,出现放射性损伤等特殊情况的患者,蛋白质的摄入量宜增加至每日每千克体重2.0克,同时密切关注患者的肝肾功能。

第三,新鲜蔬菜和水果也是放疗期间不可或缺的营养来源。它们富含丰富的维生素,不仅具有抗炎活性,还有助于维持身体的正常生理功能。《中国居民膳食指南(2022)》推荐,每人每日应摄入新鲜水果200~350克,蔬菜不少于300克的摄入量。

最后,采用正确的烹饪方式。放疗期间,患者的胃肠功能较弱,宜选择蒸、煮、炖等烹饪方式,避免炸、煎,既保证了食物的营养价值,又减轻了食物对胃肠道的负担。

及时调整,应对不良反应

对于放疗期间出现吞咽困难的患者,可以选择质软、细碎且营养价值丰富的食物,如水煮蛋、肉糜、豆腐等食物,将其制作成流质、半流质及软食等。果蔬可根据需要打成果蔬泥或榨汁。为满足能量及营养素的摄入需求,患者可适当补充口服营养制剂。必要时,可增加乳脂等增稠剂,适当增加食物黏度，防止患者呛咳。

放疗期间出现口腔溃疡的患者宜选择温度适宜、较软、细碎或流质食物，避免酸、辣或过于刺激的食物。进食过程中可使用吸管吸吮液体，以减少对口腔溃疡的刺激。

放疗期间出现干咳和咯泡沫痰等的患者，宜摄入具有化痰、止咳功效的食物，如梨、莲子、百合、白萝卜等。

划重点： 放疗期间的饮食调理是治疗过程中非常关键的一环。正确的饮食和营养摄入，能帮助患者更快、更好地恢复。

★ 特别提醒 → 面对放疗的挑战，这些"营养锦囊"可为健康助力。

（营养科 俞晓艳）

答"肺"所问

91 靶向治疗期间是否需要忌口

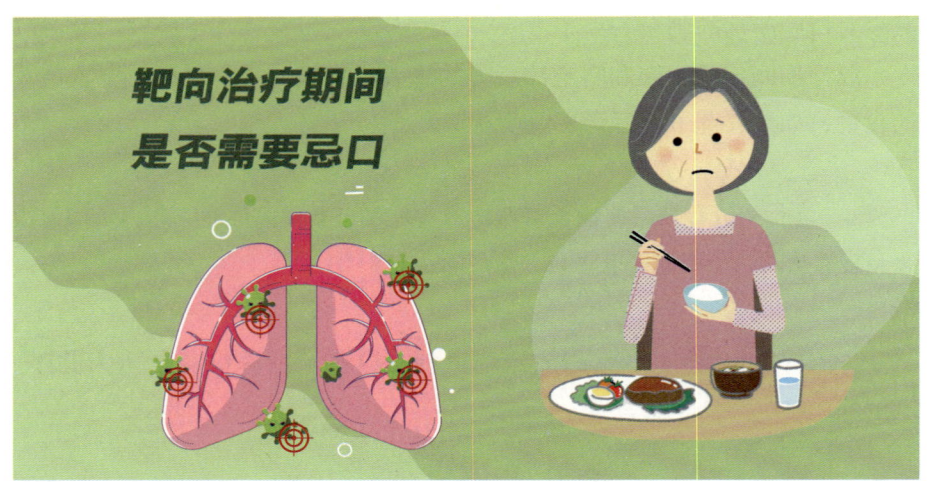

近年来，肺癌靶向治疗蓬勃兴起，为众多肺癌患者带来了新的希望。靶向治疗期间，患者的饮食该如何调整？是否需要忌口呢？

靶向治疗期间的饮食原则

❶ 保持均衡饮食

身体所需的能量和营养素均来自5大类食物（谷薯杂豆类、蔬果类、畜禽鱼蛋类、奶豆坚果类、油脂和盐），患者需要做到每类食物都有摄入且搭配合理。另外，靶向治疗期间，尤其要保障充分的蛋白质摄入。靶向药物可能导致白细胞和血小板下降，而蛋白质是身体修复和生长的基本物质。

❷ 少量多餐

靶向药物可能对胃肠道产生恶心、呕吐、食欲不振等症状，患者宜选择易消化的食物，并采取少量多餐的进食方式，以减轻胃肠道负担。此外，少量多餐的进食方式还可以满足机体总能量和充分营养素的摄入要求。

❸ 保证维生素和矿物质的摄入

靶向药物可能引起口腔黏膜炎、皮疹等不良反应，摄入富含维生素和矿物质的食物，如绿叶蔬菜和水果等，有助于减轻不适症状。另外，维生素和矿物质具有抗氧化、免疫支持、促进伤口愈合等功效，患者应注意补充富含维生素和矿物质的食物。

❹ 补充足够的水分

靶向治疗期间，药物可能会增加身体的代谢负担，导致身体需要更多的水分来维持正常功能。此外，充足的水分摄入还有助于缓解口干、便秘等不适症状。

靶向治疗期间要忌口吗

靶向治疗期间，某些食物可能与药物产生相互作用，影响药物的效果或加重不良反应。因此，患者在日常生活中，食用以下食物时需要特别注意。

含有柚苷、呋喃香豆素类和类黄酮化合物柑橘素的水果，如西柚、石榴、杨桃等，这些成分可能会干扰药物的代谢，影响药物在体内的浓度和治疗效果。

辛辣刺激性食物。可能会刺激胃肠道，从而加重靶向治疗药物引起的不适症状。

油炸、烧烤、腌制食物往往含有较高的油脂和盐分，且烹饪过程中可能会产生致癌物质，对健康不利。在靶向治疗期间，这些食物还可能加重胃肠道负担，影响治疗效果。

划重点： 均衡的饮食模式在靶向治疗期间起着至关重要的作用，同时，患者也需要注意饮食禁忌，保证治疗顺利进行。

（营养科　俞晓艳）

92 如何应对"坏情绪"

肺癌患者经常对疾病表现出两种"截然相反"的治疗态度：拒绝治疗或过度治疗。患者在得知自己患病后，可能产生哪些负性情绪？应该如何应对这些负性情绪？

肿瘤患者有哪些负性情绪

- **否认**。疾病初期，患者常怀疑检查结果有误，不愿承认自己患病的现实。
- **愤怒**。当疾病被确诊后，患者可能感到愤怒和不满，产生责怪自己或家人的念头。
- **焦虑**。在手术、放疗、化疗或康复过程中，患者可能会出现各种不适，继而出现焦虑等负性情绪。
- **抑郁**。治疗过程中，一旦疗效不佳或病情反复，患者可能会感到无助、失落与绝望，对治疗和康复失去信心。
- **自我认同感降低**。患者可能会感到自己的疾病是一种负担，担心成为家人的累赘，不愿与他人分享自己的负性情绪，不愿寻求帮助。

如何应对负性情绪

首先，寻求正规途径进行专业的治疗与护理，避免病急乱投医。其次，尝试改变自身不良生活习惯，如吸烟、酗酒、熬夜等。第三，寻求来自家人、朋友的情绪支持，必要时可向心理医生寻求帮助，通过述说等方式排解自己的负性情绪。最后，患者可有意识地进行自我调节，根据自身体力状况进行各类活动，包括深呼吸、打太极拳、练八段锦、练瑜伽、冥想等。

面对治疗：不拒绝，不过度

拒绝治疗是指患者对医生的建议或治疗计划感到抵触或不同意。这会让病情持续恶化，甚至导致患者有生命危险。因此，患者须放下心理防备，多聆听医务人员的科学的建议，以及身边亲朋好友的善意劝说。

过分"积极"的态度可能也不利于疾病治疗。这种态度表现为患者对治疗期望过高，甚至可能用一些未经医生同意的药物或方法进行"自治"。这一做法可能延误疾病的规范治疗，还会耗费大量时间和金钱，对患者身心造成伤害。

划重点： 治疗过程中，医患间的密切沟通非常重要。患者不仅需要专业的医疗帮助，还需要心理支持和关爱。通过医、护、患三方共同努力，肺癌患者可以获得更好的治疗体验。

（护理部　刘海瑾）

93 面对患者的"低气压",家属何去何从

在陪伴患者抗癌的过程中,患者家属可能会面临诸多困难,其中包括心理上的"低气压"。肺癌患者常感到心情沉重,容易产生疲劳、焦虑和烦躁等不良情绪。作为家属,如何帮助患者建立抗癌信心,增加其治疗的依从性?

治疗过程中,患者须承受各种身体上的不适,如疾病产生的疲惫感,手术引起的疼痛,药物治疗或放疗等产生的不良反应,等等。这些生理上的"不适感"可使患者情绪低落,甚至产生焦虑、抑郁等负性情绪。另一方面,当面临治疗结果不确定时,患者的心理压力可明显加重,产生失去生命的担忧。作为家属,需要理解患者的心理状态,并做出正确的反应,具体做法如下:

❶ 提供支持与鼓励

家属可以通过陪伴让患者感觉自己不孤单,不是一个人在与疾病"战斗"。此外,鼓励患者积极面对治疗和康复,也可帮助患者保持乐观心理,增加其治疗的依从性。

❷ 让患者感到被需要

家属可以通过提供患者均衡的膳食、督促其进行适当运动等,帮助患者建立健康的生活习惯。此外,家属可以寻求亲朋好友、社区街道、义工团体等帮助,让患者产生被社会、被家庭需要的认同感,从而更好地应对生活中的困难与挑战。

❸ 必要时寻求专业援助

肺癌患者如果一直沉浸在负性情绪中无法自拔,甚至出现自伤行为时,普通的陪伴已经不能满足患者的心理需求,必要时,家属可以建议患者寻求专业的心理援助,通过科学的心理治疗等措施,让患者更好地理解和处理自己的情绪,减轻焦虑、沮丧、抑郁等负性情绪。

划重点: 肺癌的治疗与康复是一项复杂且持久的过程,患者和家属都不

得不面对很多困难。家属可以通过陪伴，了解患者的心理需求，提供支持和鼓励，建立积极的生活方式，寻求专业的心理援助等，帮助患者渡过难关。

★ 特别提醒 → 运用正确的方法，调整好心态，帮助患者克服心理上的"低气压"，使其更好地面对治疗与康复。

（护理部　刘海瑾）

答"肺"所问

94 术后运动，讲究循序渐进

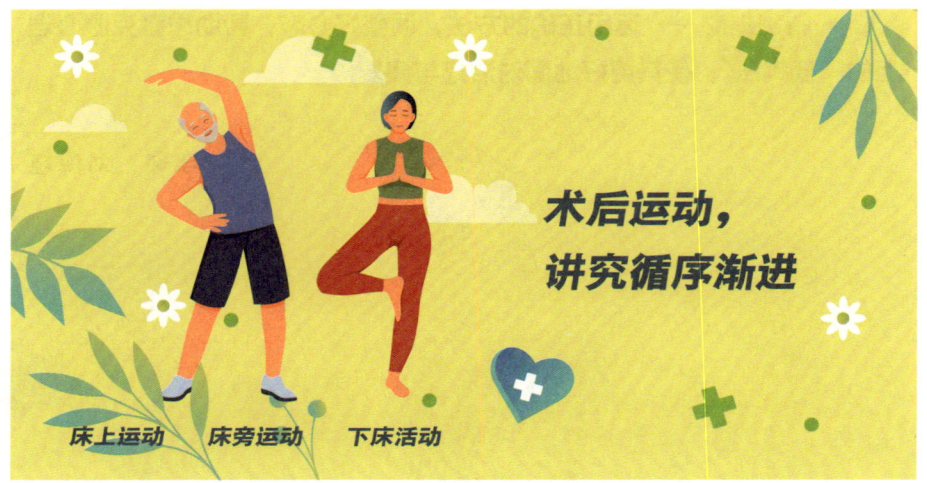

费爷爷被诊断为早期肺癌，即将进行手术，护士为费爷爷进行术前准备时千叮咛、万嘱咐，要求费爷爷手术后一定要尽早下床活动，循序渐进恢复正常活动。费爷爷对此感到不理解：都说手术后应该静养，术后尽早活动会影响恢复吗？

手术后为何要尽早活动

研究表明，手术后早期活动不仅能促进人体各系统的血液循环、有利于组织再生修复，促进肠道功能恢复，降低下肢深静脉血栓的发生风险，有利于肺康复等。因此，患者在手术后尽早下床活动已成为肺癌手术后的必要环节。患者生命体征平稳、伤口疼痛在可忍受范围内等，是手术后进行早期运动的前提。

术后如何尽早活动

根据运动的地点，手术后早期活动可以分为床上运动、床旁运动和下床活动；根据活动的具体部位和目的，可以细分为呼吸运动、下肢运动、上肢运动、站立、行走。手术后的活动须逐步开展，不可操之过急。患者还可以根据个人身体情况，慢慢提升运动量和运动幅度，如练八段锦、打太极拳、跳广场舞等。

何为循序渐进

值得注意的是，手术后的运动讲究循序渐进和少量多次，一切以安全为前提。通过建立早期活动目标，每天逐步增加活动量，防止过量活动增加心肺"负担"。

手术后，每2小时进行1次深呼吸，有效咳嗽、咯痰，保持呼吸道通畅。

麻醉清醒后，患者便可以开始在床上进行上肢伸展、下肢屈伸和踝泵运动，每日3～4次，每次50～100遍。

手术后第1天起，除有禁忌者，均应在照护者的协助下进行床边活动。首次下床，可依次进行床上坐起、床边站立、扶床行走及离床行走，每日2～3次，每次10～15分钟。若无不适，第2天起，患者可至病区走廊上活动。

将每天完成的活动内容与活动量以日志的形式做好记录，包括每天锻炼的次数、时间、心情、自我感受等。

身上留置的管道（如胸腔闭式引流管等）的患者需要在活动中得到"特殊关照"，以免导管在活动中滑脱：下床活动前，保证身上各类管道妥善固定；下床活动时，须保证身边有人陪护；行走时穿防滑拖鞋，避免滑倒；活动中如出现头晕、伤口疼痛等异常情况，应停止活动；休息后仍不能缓解者，及时向医务工作者反馈。

划重点： 手术后尽早活动对疾病恢复具有重要意义。活动宜循序渐进，少量多次，讲究科学康复。

（护理部　张正敏）

95 术后，肺功能训练不可少

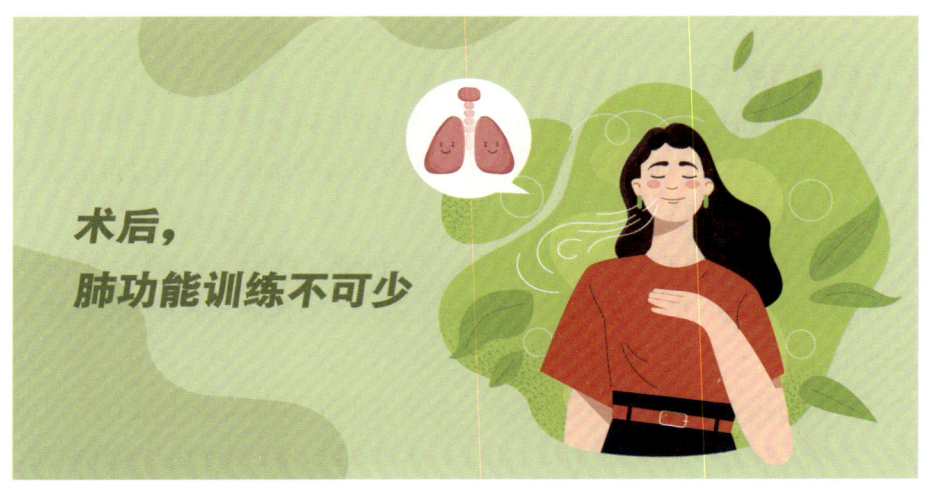

"我没有痰，为什么还要每天练习咯痰？""深呼吸和咳嗽的时候，伤口一定会感到非常痛，深呼吸和咳嗽训练非做不可吗？"许多即将接受手术的患者在接受医护工作者要求的深呼吸和有效咳嗽训练时，都有这样的困惑。肺功能训练是什么？有什么用？非做不可吗？

什么是肺功能训练

肺功能训练又称肺康复训练，包含一系列用于锻炼患者手术后心肺功能的训练。手术中由于胸膜腔打开，胸腔负压消失，肺会像没有气的气球一样"萎陷"。肺功能训练可以帮助肺扩张，恢复肺的通气和血流。积极进行肺功能训练能减少手术后痰液蓄积造成肺部感染、肺不张等并发症发生风险，促进康复。

常见的肺功能训练方法有哪些

❶ 缩唇呼吸训练法与腹式呼吸训练法（图18）
- 第一步：嘴巴紧闭，从鼻孔吸入空气，屏气2～3秒；

- 第二步：噘起嘴巴，呈吹口哨状，然后慢慢呼气；
- 第三步：双手交叠放在小腹上，用于感受呼吸时腹部起伏。

小贴士： 吸呼比建议保持在1∶2或1∶3，即吸气如果用了1秒，那呼气就要用2秒或3秒。每天坚持训练缩唇呼吸训练法与腹式呼吸训练法3～5次，每次10～15分钟（图17）。

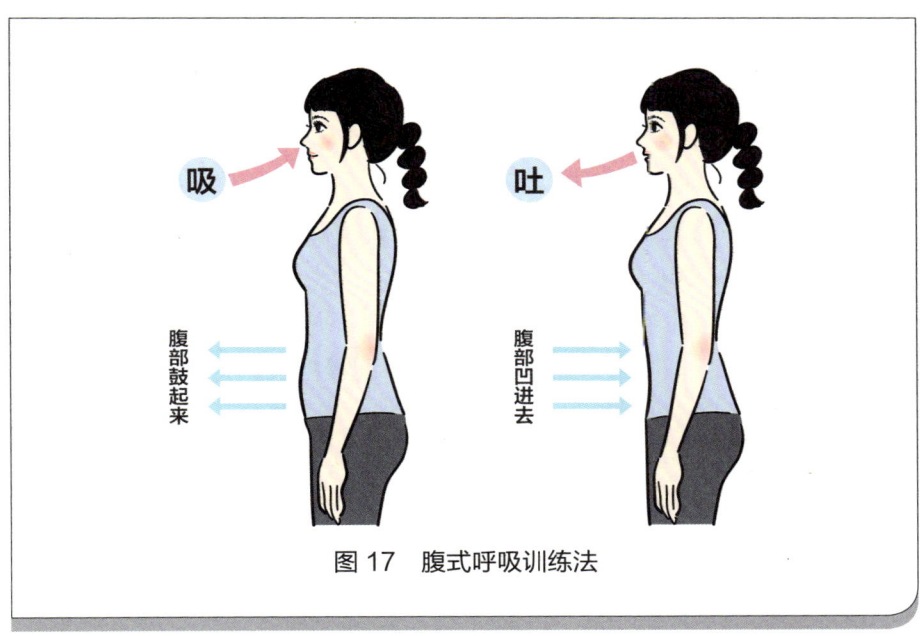

图17 腹式呼吸训练法

❷ 有效咳嗽训练法

- 第一步：患者取坐位或站位，身体微微前倾；
- 第二步：双手交叉抱住自己的胸廓及胸部伤口处进行缓慢的2～3次深呼吸后，屏气1秒；
- 第三步：腹部发力收缩腹肌，用力咳出。

小贴士： 有效咳嗽训练宜在饭后1～2小时或饭前半小时进行。有痰液者，应配合协助拍背的方式进行辅助排痰；痰液黏稠者可遵医嘱先行雾化吸入，使痰液稀释，易于咯出。每天完成有效咳嗽训练法2～3次，痰量较多或有长期吸烟史者可以适当增加练习次数。

❸ **吹气球训练法**（图18）

● 第一步：准备一个气球；

● 第二步：深吸一口气，缓慢吹气，直到吹不动为止；

● 第三步：夹闭气球，排出气球内积气，再进行下一轮吹气球训练。

小贴士：吹气球不在于吹得快，也不在于吹得多，只要尽量把肺内气体吹出即可。每天进行吹气球训练法3～5次，每次15～20分钟为宜。

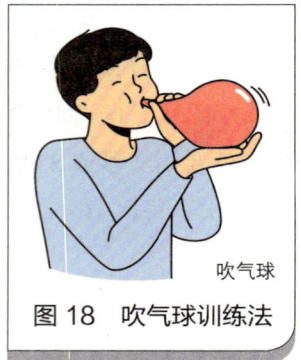

图18　吹气球训练法

❹ **呼吸功能训练器法**

● 第一步：将连接软管的一头连接咬嘴，另一头连接至呼吸训练器，自主深呼吸2～3次；

● 第二步：含住咬嘴，进行深而长的吸气，使小球尽量长时间悬浮；

● 第三步：松开咬嘴，缩唇做口哨状，缓慢呼气，将胸腔内气体尽量全部呼出。

小贴士：吸气与呼气的时间比宜保持在1∶2或1∶3。呼吸功能训练器与吹气球功效较相似，每天锻炼3～5次，每次15～20分钟为宜。

划重点：坚持有效的呼吸功能训练能明显减少手术后肺部并发症的发生风险，是手术成功和患者长期高质量生存的关键。呼吸功能训练需要循序渐进，每日逐步增加训练的频次和时间。

（护理部　张正敏）

96 药物治疗期间，还能运动吗

在传统观念中，常有不少人认为生命在于"静止"，患病了就要"静养"。尤其在进行药物治疗期间，更要减少运动，以免损耗元气，事实真是如此吗？

一味"静养"，危害不少

忽视适度运动可能会加速肌肉萎缩和功能衰退，增加骨质疏松症、心血管疾病等的发生风险。缺乏运动可能导致机体对某些药物的敏感性下降，需要提高使用剂量才能达到同样的治疗效果，如此一来，药物引起的不良反应发生风险也会随之增加。事实上，适宜的运动和锻炼已经被广泛认为是缓解压力、焦虑和抑郁的有效方式之一。缺乏运动可能会增加患者的心理负担，加重药物治疗期间的精神压力。因此，药物治疗期间运动益处多多，具体表现如下：

- 提高药物的利用率，甚至增强疗效。
- 改善心脏功能，间接影响药物的使用效果。
- 影响药物在体内的代谢途径，提升药物的作用速率。
- 改善肾功能，加速药物排泄。

不同治疗阶段的患者如何选择运动方式

在不同药物治疗阶段的患者，可根据自身不同情况，采取合适的运动进行锻炼。

❶ 药物治疗期间

由于药物的作用，这阶段患者疲劳、乏力、嗜睡的症状会十分明显，不宜进行高强度的体力劳动。可以选择一天中精力最旺盛的时候，进行轻体力的锻炼，如近距离、短时间的散步，拉伸训练等。既可以活动四肢，促进新陈代谢和血液循环，也能促进药物代谢与吸收。

❷ 药物治疗间歇期

患者可以根据自己的耐受能力，从事一些中等体力的体育锻炼或活动,如散步、慢跑、练瑜伽、打太极拳等。患病前体力较好的患者也可以尝试骑车、游泳等锻炼,但须以自己的体能为限,不可过度劳累,否则会引发疾病或者其他不适,影响下一周期的治疗。

❸ 药物治疗结束后

药物不良反应会渐渐减退,受损的头发、指甲渐渐恢复。此时可以根据自己实际情况,逐渐恢复正常生活和体育锻炼。

划重点: 治疗期间,根据不同阶段患者的身体情况,采取相应的运动或休息方式,可以起到增强药效、加速康复的积极作用,也可以在心理和生理上"双重"提升患者的生活质量。

(护理部 张正敏)

97 随访不"随便"

临床上,患者治疗结束离开医院后,仍处于需要持续关注健康状况的阶段,通过定期复查来跟进治疗效果或者疾病发展进程,这便是医生常说的"随访"。然而,许多患者对随访存在误解,认为随访就是"随便看看、问问"。其实不然,规范、科学的随访对患者长期健康和生活质量至关重要。

什么是随访

随访是指医疗机构通过电话、门诊等方式,了解患者的病情变化或者进行复诊的活动,是一项专业且必要的医疗过程,通常在患者出院或完成特定的治疗周期后进行。

随访过程中,医生或医疗团队与患者进行深入沟通,详细了解患者的病情变化,提供专门的健康指导,并时刻留意任何可能存在的健康风险。通过这种定期、系统的跟踪和评估能确保患者在医疗机构的指导和帮助下,科学地进行康复治疗,以达到最佳康复效果。

随访些什么

随访是医患沟通的重要环节,尤其是对于长期患慢性病和重大疾病者而言,通过随访,医生能及时了解和评估患者疾病状况,为患者推荐最适合的治疗方案或调整现有的治疗方案。同时,随访也为患者提供了良好的自我管理学习平台,使患者能更好地实现自我护理。通常,随访的主要内容包含以下几方面:

了解患者在出院或治疗后的健康状况,确认是否存在肿瘤复发或恶化的情况发生;

提供必要的健康教育,包括如何正确服药、饮食是否健康、如何进行恰当的康复锻炼等;

根据患者的反馈调整或更新治疗计划,提供个性化的治疗建议;

对患者进行心理疏导，帮助其在康复过程中保持积极、乐观的心态，树立抗癌信心。

如何进行有效随访

随访通常通过电话、门诊等方式进行。为了确保随访效果，有以下几点建议：

提前预约，根据医生建议与自身病情预约随访时间；

做好准备，了解自身的症状变化，并告知医生；

知病知源，把握自己的病情变化，记录服药反应等病情信息；

坦诚面对，医生是患者最好的朋友，可以向医生详谈目前的困难和疑惑。

划重点： 有效的随访是疾病治疗的重要一环，它可以帮助医生更好地了解患者的病情，也可以帮助患者更好地了解自己和疾病。

★ 特别提醒 → 在康复的道路上，医护团队与患者"并肩作战"。希望患者积极配合随访，用关爱和希望送给自己安心的明天。

（肿瘤科 姜 龙）

98 患了肺结节，随访"访"些啥

肺结节是医学影像上发现的一个肺部"小团块"，通常是一个直径不超过3厘米的异常肺组织。大多数肺结节都是良性的，它们可能因为感染、炎症、良性肿瘤等原因引起，但有些肺结节可能是早期恶性肿瘤。临床上，许多患者对肺结节感到惊慌失措，对随访一无所知，也不知道如何进行……

随访些什么

手术切除肺结节前，医生通常会建议患者定期进行胸部CT检查，观察结节是否有增大、改变形状、增加密度、出现新症状等异常。术前随访的主要目的有以下几点：

- **判断肺结节的性质**。虽然大部分肺结节是良性的，但也存在一部分恶性的情况。医生会通过观察肺结节在一段时间内的变化情况，判断其是否有恶性的可能，以便及时调整治疗措施。
- **观察肺结节的变化密切关注肺结节的大小、形状和密度的变化**。如果发现肺结节有增大、改变形状或者密度增加等情况，提示恶性可能性较大，需要及时终止随访，进行手术治疗。
- **监控治疗效果**。对于采取抗炎等治疗的肺结节患者而言，定期的随访可以监测治疗效果，及时察觉和处理可能出现的病情变化，及时采取应对措施。

随访需要注意什么

- **时刻保持警惕**。定期复查胸部CT检查，观察肺结节变化，做到"知病知源"。
- **了解自身情况**。了解自身的病情并向医生及时反馈，以便制定最适合自己的治疗方案。
- **合理饮食和生活方式**。保持良好的生活习惯和饮食习惯，增强免疫力,从而更好地抵抗疾病。

划重点: 术前肺结节随访是一个持续观察的过程。通过观察结节的变化,可以判断它是否为早期肺癌,从而及时作出治疗的决策。患者应积极配合医生的随访计划,更早地发现问题,抓住治疗"黄金期"。

(肿瘤科 姜 龙)

99 手术后随访，"访"些啥

随访是管理和关注患者病情变化的重要方式，通过一些必要的检查，帮助医生观察和评估患者的康复过程，及时发现可能出现的术后问题并在必要时调整治疗方案。随访过程中需要注意些什么？

随访的目的是什么

针对肺手术后的患者，定期随访主要有以下几个目的：

- **监测手术效果**：定期评估手术的疗效，如手术部位是否愈合良好等。
- **发现术后问题**：当患者病情出现新的变化时，如肿瘤复发、第二原发肿瘤等，定期随访能及时发现这些问题，并进行相应治疗。
- **评估生活质量**：肺部手术后，患者可能会出现呼吸功能改变或咳嗽等症状。随访期间，医生会询问患者的身体状况、生活习惯等，及时采取措施，改善患者的生活质量。
- **评估和调整治疗计划**：医生会根据随访结果，对患者的治疗计划进行评估和适时调整，确保患者得到最佳治疗效果。

随访有哪些要点

- 按时参加随访，不随便改变或取消预定的随访时间。出现任何不适，尤其是痰血、高热等症状，应立即联系医生。
- 定期进行胸部CT、肿瘤标记物等相关检查，确认术后恢复情况。
- 诚实地向医生报告病情和症状，不要隐瞒任何信息，以便制定最适合的治疗计划。
- 如果有任何疑问，应及时向医生咨询，获取正确的医疗信息和指导。

划重点：肺部手术后的随访对确保术后恢复与维持健康有着重要意义，有助于及时发现并处理可能出现的并发症。

（肿瘤科 姜 龙）

100 不同药物治疗期间，随访有何不同

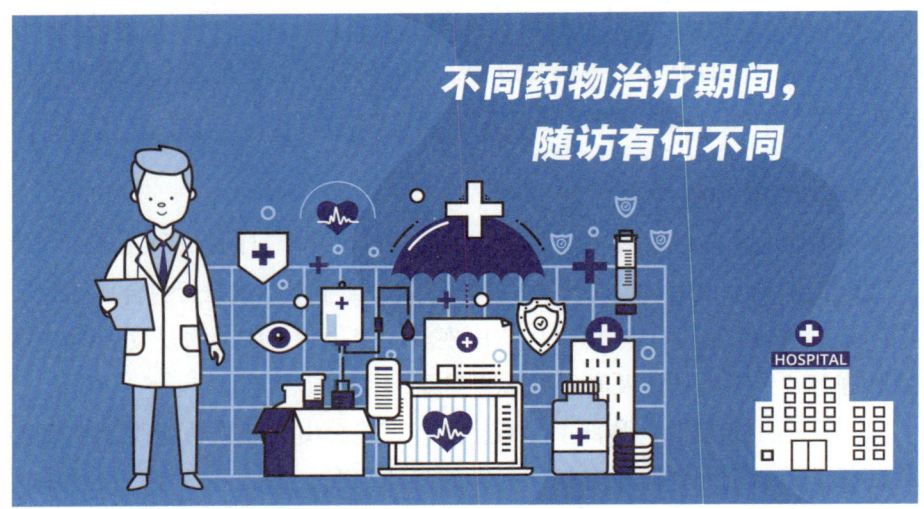

化疗、放疗、靶向、免疫用药期间，规律随访有助于及时发现肿瘤是否有复发或加重，所用药物有无不良反应产生等迹象，便于及早进行干预和治疗。那么肿瘤患者在治疗用药期间如何随访，随访的重点又有哪些呢？

化疗期间的随访内容

- **血常规：** 结束化疗后，每周随访2次血常规，注意是否出现了骨髓抑制，尤其是白细胞、中性粒细胞、血小板及血红蛋白等有无下降。
- **肝肾功能：** 每周进行1次肝肾功能检查，如有异常，遵医嘱进行药物治疗。
- **胃肠道反应：** 频繁恶心、呕吐者需要及时就医，接受止吐治疗，同时明确有无电解质紊乱，必要时进行补液支持治疗。
- 根据肺原发病灶及转移病灶，每2个疗程（1.5个月左右）进行1次影像学检查。

放疗期间的随访内容

每周随访 1 次，复查血常规，处理放疗引发的相关不良反应。放疗结束后，如果患者没有出现明显的不良反应，应该在放疗结束后 1 个月去医院进行随访；发生放射性肺炎（表现为咳嗽、咳痰、气急等）、放射性食管炎（表现为吞咽困难、吞咽疼痛等）者，须缩短随访时间间隔。

靶向治疗期间的随访内容

- 每月复查血常规、血生化、血肿瘤标志物，以及心电图等检查。
- 在首次靶向治疗后 1 个月，应复查胸部 CT 等检查，以评估药物疗效。在首次随访确认有效后，仍需在此后每 2 个月左右进行 1 次影像学检查，确认是否发生了耐药。如多次随访都提示病情稳定，可适当延长随访时间间隔。

免疫治疗期间的随访内容

- 每次免疫治疗前进行血液学检查，包括血常规、血生化、甲状腺功能、心肌酶、血糖等，乙肝患者需定期检测乙肝病毒 DNA。
- 出现咳嗽、咳痰、气急等症状者，需及时行胸部 CT 检查，明确是否发生了免疫性肺炎。
- 出现胸痛、胸闷、气促及发热、浑身乏力等症状者，需及时行心超、心电图、心肌酶检查，排除免疫性心肌炎。
- 免疫治疗不一定能立竿见影，患者须每 1.5～2 个月进行 1 次疗效评估。

划重点： 抗肿瘤治疗期间，患者应该长期与医生保持联系，了解肺癌治疗后随访的目的与要求，做好定期随访工作，从而改善患者的生活质量，延长生存时间。

（肿瘤科　沈　岚）